健康三本柱 3

每日坐伸展

神清氣爽解疲勞，肩頸腰背疼痛消！

長野 茂&萱沼文子 著
謝晴 譯

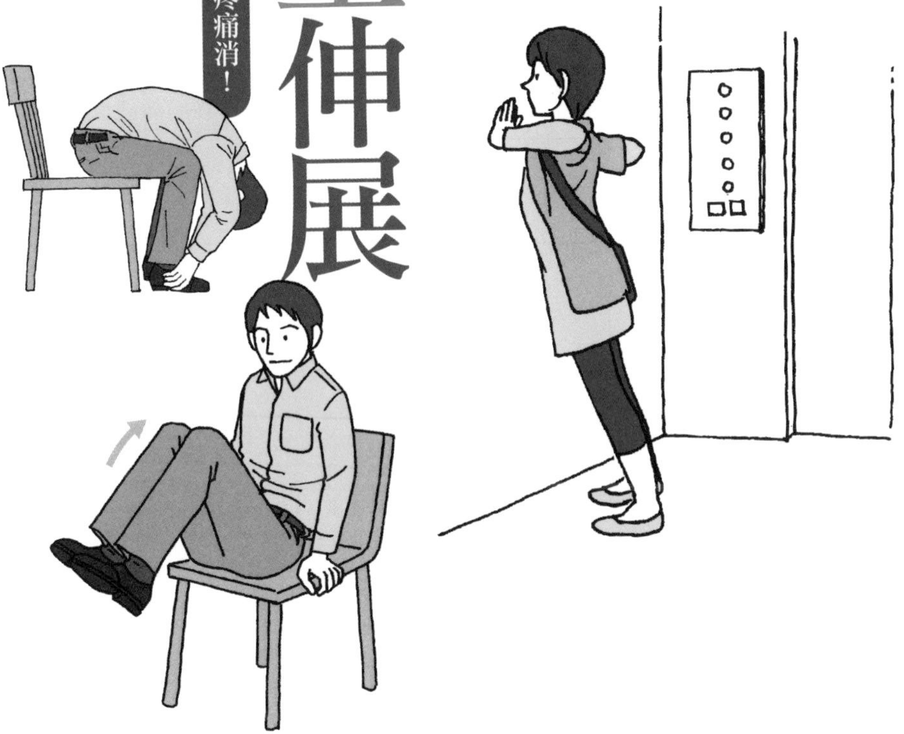

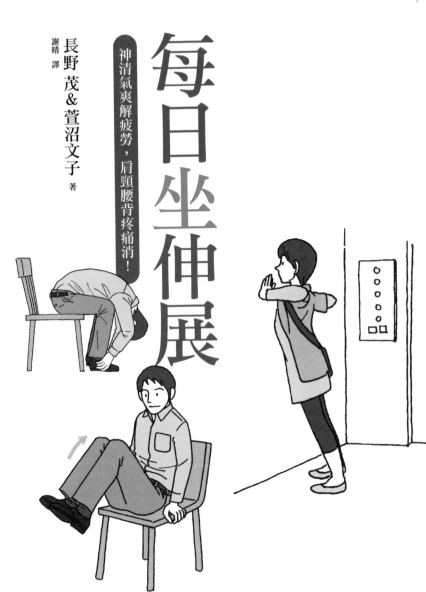

推薦序

簡明易懂、隨時可做的自我保健

許宏志

這是本適合大眾閱讀的自我保健運動書。

書中以詳細的說明配合清楚圖示，將肩、頸、背、腰、膝僵硬等常見問題，以日常生活環境結合的自我伸展運動，來預防改善常見的肩膀僵硬與腰痛，適合生活忙碌、沒有額外時間或環境做運動的現代人。英雄所見略同，這與我在年初發表的著作《疼痛完治》提出的許多觀念相符。

從擔任多年奧運中華隊隊醫與國訓中心運動傷害門診處理各類國手的疼痛經驗，我發覺除了即時處理運動傷害外，更要調整訓練運動方式以加速受傷組織修復避免再次受傷。傳統復健治療的「吃藥、打針、做復健」已不敷所需，因此提出「正確姿態與生活習慣」、「符合動力鍊特性的治療性運動」、「輔具護套貼紮」、「物理儀器治療」、「正確的飲食補充品與藥物」、「增生治療」的復健黃金律。

全書並帶入日本貝原益軒的《養生訓》提醒姿勢重要性，與我寫作時常引用的老子《道德經》的「道法自然」、《黃帝內經》的「起居有常，不妄作勞」、《易筋經》的「筋壯則強，筋和則康」、《朱子治家格言》的「養生需與日常生活結合」觀念也所見略同。書中更簡明解釋靜止下運動與伸展的代謝當量（Metabolic Equivalent）與NEAT（非運動的日常活動所產生的熱量）等觀念，符合復健醫學中有氧運動的原則。

自己的身體自己保養，所有運動從日常生活做起，參閱本書實際做運動，你會發現遠離常見的疼痛文明病其實很容易！

【推薦者簡介】許宏志醫師，台北醫學大學（前台北醫學院）醫學系畢業，美國西雅圖華盛頓大學醫學中心研究員。現為嘉義長庚醫院復健科主治醫師，並獲《商業周刊》百大良醫推薦。著有《40⁺的健康讀本》《疼痛完治》等書。

前言

推薦大家「隨時可進行的伸展運動」

能讓身體健康的三個重要運動為：走路、肌力訓練和伸展運動。其中伸展運動常容易被誤解為準備運動、輔助運動和暖身運動，不過本書將伸展運動當作促進身體健康和改善體質的主角。

中高年齡者在健康上常有的困擾為肩膀僵硬、腰痛等，而伸展運動能解決這些問題，具有許多優點，其健康效果為能放鬆全身肌肉與關節，慢慢伸展，光這一點就很受用了。

伸展運動就如字面所述是「伸展身體」的運動，但它不是使身體變柔軟。與原本身體就柔軟、輕鬆能做到伸展的人相較，身體較硬的人反而更能顯現伸展運動的健康效果。中高年齡者隨著年紀漸長，身體會變僵硬，疲勞也很難消除，正因為如此，伸展運動更是能促進中高年齡者身體健康的最佳主要運動。

「隨時可進行的伸展運動」是利用坐在辦公桌前工作或做家事等日常活動間同時進行運動。其最大特徵就是隨時隨地都能輕鬆做運動，且容易養成習慣。當大家工作或做家事感到有點累時，都會轉轉脖子、敲敲肩膀、伸展一下腰部。只要將這些不經意的動作調整成正確姿勢和做法，並維持十五秒左右，這就是「隨時可進行的伸展運動」。

另外，當你剛洗好澡和看電視放鬆的時段，便是做運動的最好時刻。要另外花時間來做運動很麻煩，如果是利用這些零碎時間，就能輕鬆自在地做伸展運動。如果運動過度，反而會造成疲勞、免疫力降低，伸展運動是積極去除疲勞的運動，所以不論你的體力狀況如何，這都是每個人能安心做的運動。

本書的第一章與第二章為理論篇，第三、四章為實踐篇。理論篇簡潔統整伸展運動的基本理論、優點、針對肩膀僵硬以恢復健康狀態、實踐重點等。等確實了解基本理論後，再實際操作的話，較容易得到伸展的效果，也比較會懂得靈活運用，運動的動力也會較高。

第三章的實踐篇介紹能改善頸部、肩膀和背部的僵硬、五十肩、腰痛、膝痛等肌肉、關節痛的伸展運動。第四章介紹的伸展運動則是能改善末梢血液循環不良、水腫、睡眠障礙等體質，以及針對代謝症候群、減重、臉部鬆弛、活化腦部等健康成效。

我們在日本介紹伸展運動已超過三十年，越來越能感受到伸展運動的潛力和美妙之處。希望在本書中為大家嚴選「隨時可進行的伸展運動」，能讓每個人改善體質，擁有健康快樂的人生。

長野茂、萱沼文子

來確認一下你肩膀僵硬的程度吧！
雙手在背後交握測試

首先自我測試你的肩膀周圍和關節的柔軟度吧。請你右手在上、左手在下於背後交握，看看雙手可以距離多近。然後兩手交換上下的位置。

肩膀的柔軟度 程度1

雙手在背後很難靠近，手指頭要相碰很困難。

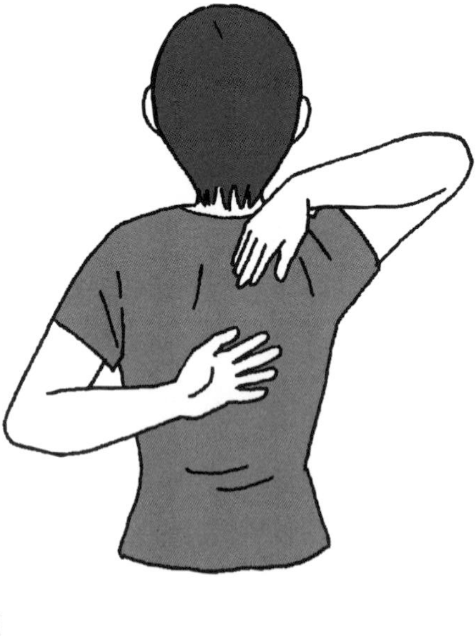

等級：僵硬
日常活動受某種程度的限制，如果肩膀會感到疼痛，可能肩膀有五十肩等毛病。如果肩膀不會痛，你只要持續做伸展運動（79 頁開始的運動），便能改善肩膀僵硬的狀況，朝程度 2 邁進。

肩膀的柔軟度 程度2

雙手手指能靠近，手指能碰到。

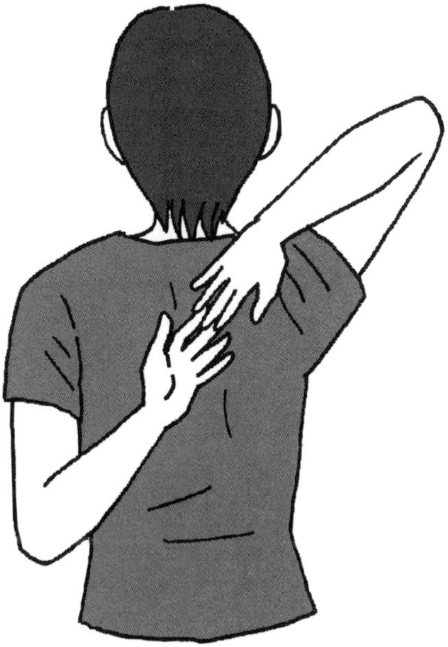

等級：標準
持續做能治療頸部僵硬的伸展（74 頁開始的運動），以及能治療肩膀僵硬的伸展（79 頁開始的運動），便能維持這個程度。

肩膀的柔軟度 程度3

雙手手指輕而易舉地交握。

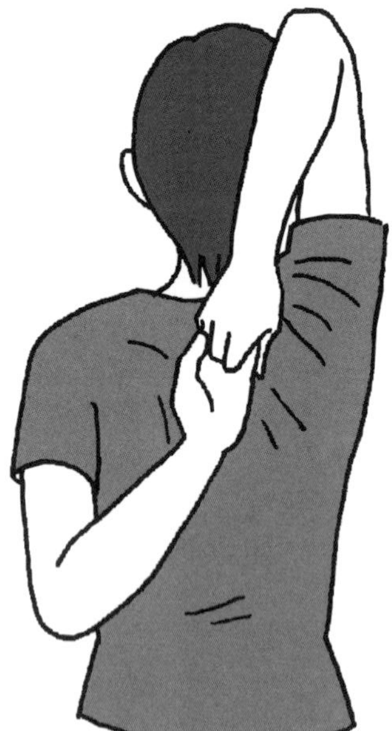

等級：柔軟

持續做針對肩膀僵硬的伸展（79 頁開始的運動），便能維持這個程度。如果你是這個程度的人，但有慢性肩膀僵硬的話，那麼你肩膀一帶的肌力可能不夠，再加做針對背部僵硬的伸展（99 頁開始的運動），來鍛鍊背部的肌力。

目錄

第二章　預防肩頸僵硬與腰痛

第三章　改善肩頸僵硬與腰痛

第四章 強健體質與恢復年輕

第一章

改變你的運動常識

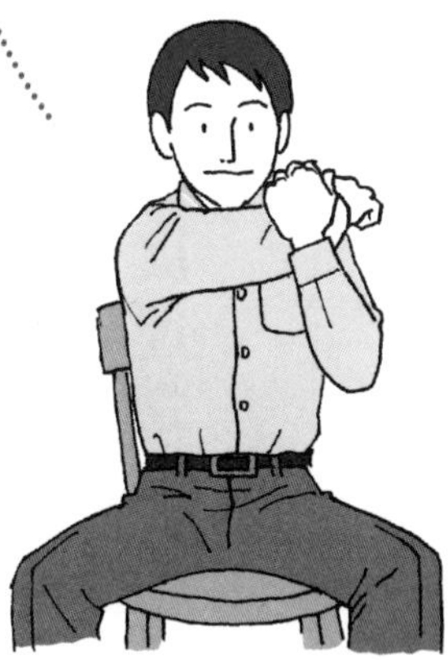

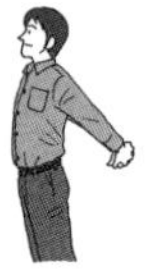

讓身體健康的三種重要運動：走路、肌力訓練、伸展運動

觀察剛出生的嬰兒，會發現他們不停擺動手腳（有氧健身操）；如果你朝他伸出手指，他會立刻握住你的手指，若你壓他的腳，他會使勁頂回去（鍛鍊肌肉）；還有當他睡醒後，會十分痛快似地做全身的伸展（伸展運動）。彷彿在為往後的漫長人生奠定基礎般，以獲得充足的體力。

讓身體健康的基本法則就如同嬰兒的動作，從運動形態來看就是走路、肌力訓練和伸展運動這三種重要運動的組合。

走路是能適度使用全身肌肉、取得良好平衡的有氧健身操，充分燃燒脂肪，並提高心肺的機能，成為「不易疲倦的體質」。給肌肉適度刺激的肌力訓練，能略微增加肌肉量，並提高肌肉的質，提升基礎代謝，成為「不易發胖的體質」。還有伸展全身肌肉、肌腱、關節的伸展運動，能促進血液循環、改善體質，成為「強健的身體」。

為了身體健康，運動是很重要的，另外，如果不持續運動，很難達到效果，這一點大家應該都了解。話雖如此，但很多中高年齡者還是苦於無法養成運動的習慣。那麼現在就針對身體健康，重新思考一下吧。在日常生活中身體因為不能活動自如，而造成健康崩壞，罹患生活習慣病的話，最好的預防方式就是一面工作、做家事、生活，一面自然地找回健康。

「日常生活中運動」是將工作、家事、通勤、生活活動（Activity）變成能使身體健康的有氧運動、肌力訓練、伸展運動（Exercise）。這不只是「一邊做事一邊運動」，正是因此，所以「隨時能進行」，能夠一點一點累積延續，成為讓身體變健康的原點。

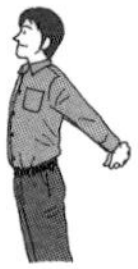

中高年齡者打造健康身體的主力是「隨時可進行的伸展運動」！

不少中高年齡者長期運動不足，都有頸部僵硬、肩膀僵硬、腰痛等全身不適的狀況。

改善不良體質的三個重要運動——走路、肌力訓練、伸展運動，是很有效果的，不過，對於長期運動不足、體力低下的人，推薦先做伸展運動。

對於認為自己肌肉萎縮、關節與韌帶的柔軟性衰退、身體變硬等不運動的人來說，伸展運動是不會帶來多餘的負擔又安全的運動。此外，像伸展運動這種輕鬆的運動，也能快速改善體質不良的情況。你不僅能確實感覺到立即的效果，而且也會有持續力，自然會提高想要做如走路或肌力訓練等其他運動的欲望。

我們一天中有工作、坐、站立、走路、跑步、爬樓梯和爬坡等活動，而其間肌肉不斷收縮來發揮力量，常常處於收縮狀態是肌肉的特性，因此平日長時間維持同一個動作與姿勢或緊張的話，會下意識地轉動頸部、敲打肩膀、伸懶腰、身體往旁邊傾、扭轉身體等，讓自己感到較為輕鬆。只要將這些無意識中做的動作有意識地調整成正確的方式做伸展，並維持一段時間，立刻變成伸展運動。

一直以來伸展都只是運動、走路和肌力訓練的預備運動，以及稍做一下來解除壓力，都被當作不太起眼的配角。其實伸展運動具有許多能讓身體健康的各種功效，足以和走路、肌力訓練匹敵。我們建立「中高年齡者的運動主角是隨時可進行的伸展」這個基礎，積極地將伸展運動帶進日常生活的各種活動中是很重要的。

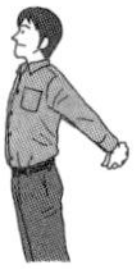

●伸展運動無論在人前或職場都能大方地進行

伸展運動是「隨時隨地立刻能做的」，最適合融入生活中的運動項目。

即使大家都明白運動對健康有益，在職場或咖啡館要做運動也可以，無須特地跑去健身中心。不過，若是你在工作中拿出啞鈴，隨意地走來走去，在旁人的冷眼看待下，你也會不敢再做下去。但如果是做伸展運動，就不會引起別人的注意。因為伸展運動是不起眼的動作，所以你即使在辦公桌前工作或開會時，無論你何時做，應該都能得到大家的理解。

此外，在通勤電車裡、候車月台上、搭乘手扶梯或電梯時，只要花點工夫就能無須在意他人的眼光，自然地做運動。也就是說，我們一天活動的時間約十六小時，全都是能做伸展運動的時間。如此積少成多，正是理想的「日積月累健康法」。

●唯一不會疲勞的運動正是伸展運動

事實上，伸展運動與走路、肌力訓練不同，幾乎不會因運動而感到疲勞，它反倒是能消除疲勞的運動。

在辦公桌前工作所引發的疲勞幾乎都是手指的疲勞、眼睛的疲憊、久坐所造成的肩和腰的緊繃疲勞、精神疲勞。血液和淋巴將氧氣與營養運送到身體各處與排除代謝廢物，但若是長時間維持固定姿勢打電腦的話，便會造成血流停滯，這就是頸部僵硬、肩膀僵硬、腰痛、末梢血液循環不良、浮腫、慢性疲勞等體質不良的原因。

想要消除這些疲勞，與其讓身體休息，還不如做伸展運動讓身體適度活動，使血液循環變好，還更容易消除疲勞。而且做伸展運動還能轉換心情，變得較積極開朗。在你坐在電腦前感嘆體質不好前，先抱持「疲勞的話就起來活動！」的心態，好好進行伸展吧。

●趕走壓力的戒菸伸展運動

戒菸與促進健康運動的共通點是「明白歸明白，卻很難持之以恆」。這時，就藉由隨時隨地的伸展運動來挑戰最後一次戒菸吧。

如果我們觀察戒菸者，會發現他們的共通點是在遇到緊張、焦慮、在工作談判不順時、被責難時等情況，就會不自覺的拿出菸來抽。因此可以說，如果你想戒菸成功，就必須控制壓力。

伸展運動是減緩壓力的最好方法。當你想抽菸時，無論何時何地都可以藉由伸展運動來放鬆自己的身心靈，你會發現不可思議地心情變平靜，也不會想抽菸了。

能持續一輩子！隨時隨地做伸展的規則

●規則1　無須特別撥出時間！

大家無法持續運動的最大理由就是「太忙了、沒時間」，隨時可進行的伸展運動可以百分之百融入工作、家事與生活活動中，不須特別撥出時間。也就是說「因為太忙，所以三分鐘熱度」的理由就不成立了，你要有「不需要特別花時間！」的心理準備，這一點是很重要的。只要有這樣的意識，便能在所有日常活動當中做伸展運動。

●規則2　一旦下定決心就能立刻做！

每個人都很清楚要維持身體健康，運動習慣很重要，但要經常保

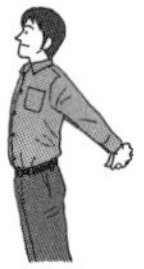

持這樣的想法卻相當困難。不過我們在一天之中，總會突然意識到健康的可貴、重新檢討自己的生活習慣並加以反省。

如果是隨時可進行的伸展運動，只要下定決定便能立刻開始做。不是「等一下再做、明天再做」，而是「現在」就開始動吧。

當你提不起勁來時，不需要等待想做的幹勁，也不要多想，立刻開始活動身體是最重要的。只要身體開始動的話，稍後心情就會跟上了。

●規則3　自然地做！

做伸展運動不易被旁人發覺，坦然自若、自然、帶著玩心去做是其重點。看起來好像什麼都沒做，但確實能改善體質、消除身體的浮腫，這就是伸展運動的妙處。

●規則4 從簡單的伸展運動開始！

「隨時做伸展運動的祕訣就是不要大幅改變現在的生活習慣」，或許你聽到這一點會感到訝異。

首先，最簡單的伸展運動是無論隨時隨地都能自然地做。

如果大幅改變現在的生活習慣，你必定感到很挫折。改變一下想法：如果是整天都坐在辦公桌前工作的人，辦公室反倒是伸展運動容易有計畫進行的最佳環境。如果是通勤時間長的人就利用通勤時間；如果是喜歡做菜的人，就利用烹飪時間；如果是喜歡打掃的人，就在打掃時運動。

本書中的第三章、第四章介紹各種不同情境下適合的伸展運動，先選擇最容易融入自己生活中的伸展運動開始做吧。

●規則5 不能有壓力！

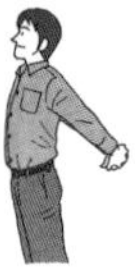

隨時隨地的伸展運動是百分百與日常生活結合，讓身體健康且達到減重效果的方法。挑選自己最想做的伸展運動，在想做的時候自然地做伸展。

不需要有「非做不可」的好強心，也不需要有「做不來」的挫折感，無須顧慮他人眼光，依照自己的節奏、輕鬆自在地做即可。

●規則6　不要花錢！

不用任何花費，輕鬆即能做到，這正是伸展運動最大的優點。不花錢，為了身體健康的運動較容易維持。

人們在花錢之後，就會想要得到回報。可別小看加入運動中心的會費、運動服與運動鞋等費用。而且大家加入運動中心後，那裡的運動所需器具一應俱全，結果很多人因為這樣就感到滿足了，實際上持續運動的人並不多。正因為伸展運動幾乎不會產生依賴心，可以隨意找出適合自己的計畫，自然就能持續做。

●規則7　不用依靠健身器材！

隨時隨地的伸展運動完全不需要特別的健身器材與用具。複雜、高價的健身器材容易讓人以為能促進身體健康，但因為使用的地點與時間會受限，所做的動作也太過單調，所以許多人很快就會厭倦而無法長久持續。

伸展是一個人即可完成的運動，因此隨時隨地，只要配合體質與目的，就能自由組合各種各樣的計畫來進行。

●規則8　重新審視人生的價值觀！

正好利用做隨時可進行的伸展運動，重新掌握在工作、家事、生活中的合理性、效率性、便利性的價值。為了便利，大家選擇讓人輕

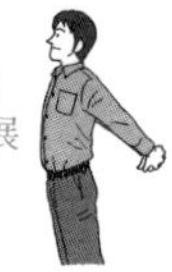

鬆的家電、車輛與IT用品，最後造成身體的動作變得簡單，最重要的是因而忽視了身心健康。

大家要有「無論如何健康第一」的覺悟，這才是隨時可進行的伸展運動持續下去的最大動力。

隨時可進行伸展運動，隨處都是健身房的精神！

隨時隨地的伸展運動，沒有任何限制，只要你想到，無論是清早或大半夜、午休時間、開會時、通勤途中、做家事或育兒時，各種不同的時間都可以做。

此外，無論是在工作地點、起居間、臥房、浴室，想要選怎樣的地方都可以。而且完全不會受到天氣狀況的影響，只要在良好的環境中就能進行。日常生活就是促進身體健康的場合，你的所有行動都可以變成「自己的健身房」。正因為是簡單的「隨時可進行的伸展運動」，配合你的體質與目的，能組合各種不同的健身計畫。

來吧，在各種情況下都來試著做看看吧。以下我介紹多種案例。

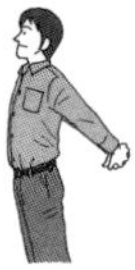

●情況1　在通勤電車中的移動健身房

人在年過四十歲後，肌肉量會減少，基礎代謝急速下降，變成代謝症候群的體型。如果你想至少能挺胸不駝背，那麼就來利用「移動健身房」，不需要花時間與花錢，只要確實每天做即可。

在滿載乘客的電車裡，自然就會做出伏地挺身的姿勢。大家只要面朝門站立，就會自然地將手壓在門上。這時你將兩手手心壓著門，邊默念「回復結實的肌肉線條」邊好好地支撐身體。從此之後你會感謝擁擠的通勤時刻。

●情況2　男人的家事運動

我特別為男士設計幾種動作，能養成邊做家事邊做伸展運動的習慣，利用家事來活動身體，以解決運動不足、改善體質、改善生活習慣病的情況。雖然有點麻煩，但為了讓男性能踏進新世界，就需要以下的理論。打掃窗戶是燃燒脂肪的最佳運動、肌力訓練、伸展運動，只要這樣想就能欣然接受了。結果不只身心都清爽，連玻璃都變得光亮乾淨，最重要的是連家人也會感謝你。

男性大言不慚地說「打掃廁所我也會啊」，卻只在健身房裡揮汗踩著不會動的腳踏車，或是就算跑也不會前進的跑步機。為了中老年的健康，請從雙手拿吸塵器，確實地踏出第一步開始吧。

●情況3　陪伴孫子的療癒運動

如果你必須負責照顧孫子的話，你只要想這正好是解決代謝症候群和生活習慣病的好機會，就欣然接受吧。像帶孫子去公園玩、散步、買東西等時候，都是隨時進行伸展的好機會。孫子可愛的笑容也是促進身體健康的最佳後援，所有壓力也肯定會消失殆盡。

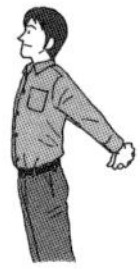

●情況4　在庭院蒔花弄草很有成就感

偶爾去庭院摸摸濕冷的泥土吧。當你專注於挖土、播種、澆水、拔雜草等作業，會不可思議地發現身心都放鬆了。若是快速拔草，就變成有氧健身操；使盡力氣拔草的話，就會做到全身的肌力訓練；如果你將手伸向遠處拔草，便是伸展運動。像這樣環保又有收穫的健康法，不做的話就是你的損失了。

●情況5　看電視的伸展時間

看電視的放鬆時間正好是做伸展運動的最佳機會。邊做輕鬆的伸展運動邊看電視，能讓血液循環變好、肌肉放鬆、消除疲勞。大約只要花十分鐘，也不需移動場所，所以能夠邊看電視邊有計畫地做全身的伸展運動。或許家人認為你看起來就跟平常一樣無所事事的模樣，但從今天開始你不同了。請開始實踐深刻安靜的「身體革命」。

●情況6　一邊刷牙一邊伸展的新習慣

在你知道隨時可進行的伸展運動之前，你每天都是在無意識中刷牙。從現在起，你邊刷牙邊念著「鍛鍊肌肉、鍛鍊骨頭」，將走路、肌力訓練、伸展運動加入刷牙中。

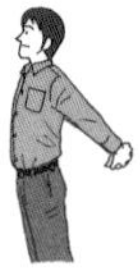

伸展運動的理論
——牽張反射的原理

伸展運動的基本就是不引起反射，而是慢慢伸展，在伸展的時候靜止不動。以反動力來伸展肌肉，藉由同伴的壓制或牽拉來促使肌肉和肌腱確實伸展，這是誤解。

肌肉快速伸展的話，會使身體受傷，為了保護不造成斷裂，肌肉會反射性地收縮，這樣的防禦反應即被稱為「牽張反射」。

肌肉突然快速伸展的話，這個訊息會傳送到肌肉的感受裝置「肌梭」（muscle spindle），再通過感覺神經元（sensory neuron）送到脊髓後側，此訊息被送到脊髓前側的運動神經元（motor neuron），在透過運動神經接受原本訊息的同時，同樣的肌肉也產生了收縮，這

牽張反射的原理

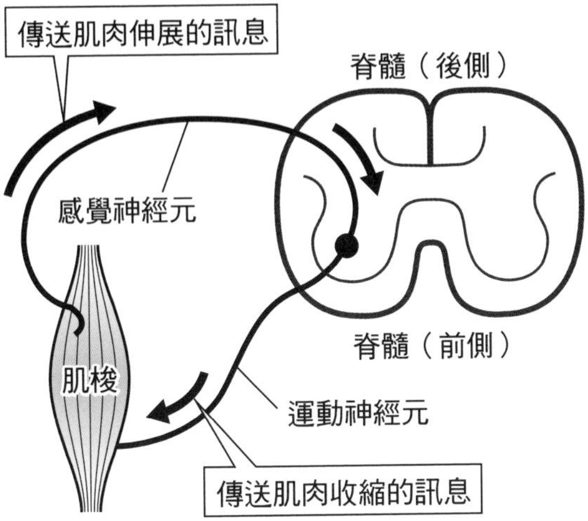

就是牽張反射。

伸展運動的重點就是盡可能不要引起肌梭的反應（也就是不要引發牽張反射），慢慢舒服地伸展肌肉即可。

即使是做動態伸展體操時，也要以不引起牽張反射的程度，反覆、輕輕地做反向動作，這樣一來就會使肌肉放鬆、引導出伸展運動的效果。

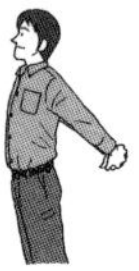

「隨時可進行的伸展運動」還有這樣的效果！

細胞要活力十足地活動，就需要血液與淋巴將其必要的氧氣與營養送到身體的每一處並將代謝廢物排出體外。藉由隨時可進行的伸展運動，消除肌肉的緊張、讓血液與淋巴的循環更好，然後獲得各種不同的健康效果。

●改善體質

頸部、肩膀和背部的僵硬、五十肩、腰痛、膝痛、末梢血液循環不良、浮腫、睡眠障礙等體質不良的狀況，長期運動不足與壓力是造成這些狀況的最大原因。簡單的伸展運動是解決身體與心靈問題的最佳健康法。

●矯正姿勢

年齡漸長後，容易變得蜷縮身體，姿勢也會變得不良。確實將伸展運動融入日常生活中，藉此來矯正姿勢，也是很重要的。

●消除壓力

伸展運動能讓自律神經恢復正常運作，緩和壓力、改善失眠與焦慮等情況，也能夠控制因壓力所引起的暴食。

●提高免疫力

做伸展運動能使血液與淋巴的循環變順暢，自然殺手細胞（NK細胞）等免疫類系統更活性化，使身體變得更健康。

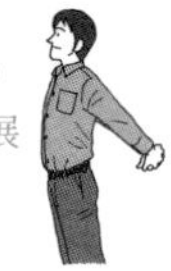

●預防骨質疏鬆症

伸展運動能使肌肉、肌腱、骨頭的新陳代謝變得更活躍，使肌肉與骨頭的再生修復更順暢。而且能有效預防與改善中高年齡層女性常見的骨質疏鬆症的困擾。

●維持基礎代謝，保持易瘦體質

因為隨時隨地肌肉都有適度的活性化，所以在中高年齡後急速變慢的基礎代謝也能維持住，具有保持「易瘦體質」的效果。

●提高能量消耗，具有預防跌倒的成效

藉由伸展運動讓腿部和腰部的大肌肉、髖關節、膝關節、腳關節變得較柔軟，平日動作的幅度也會因而變得較大，提高能量的消耗。另外也有預防跌倒後造成受傷與骨折的效果。

【專欄】推薦大家「站著打電腦」

我打破坐著辦公的既有觀念，而是發揮隨時可做的精神，站著打電腦。即使是設計日常生活中運動的人聽到我這樣說，也會認為「這樣做有點太過頭了」，但其實如果你實際試做看看，會覺得很棒。

首先，一天站著工作八到十小時比整天坐著，所消耗的能量要多百分之三十，以我的體重來計算的話，多消耗了兩百卡路里以上，相當於快走超過一個小時。而且因為每天都得工作，不可能有「今天沒有幹勁，所以就不做了」這種事。腳力會因此變好，而且也會發現不知不覺中你在做接待訪客、拿影印文件、整理資料等工作時會更為勤快。

且站立時常有「彎腰駝背」或「往後仰」的姿勢也會自然矯正，也能預防肩膀僵硬、頸部僵硬和腰痛。事實上我養成「站著打電腦」

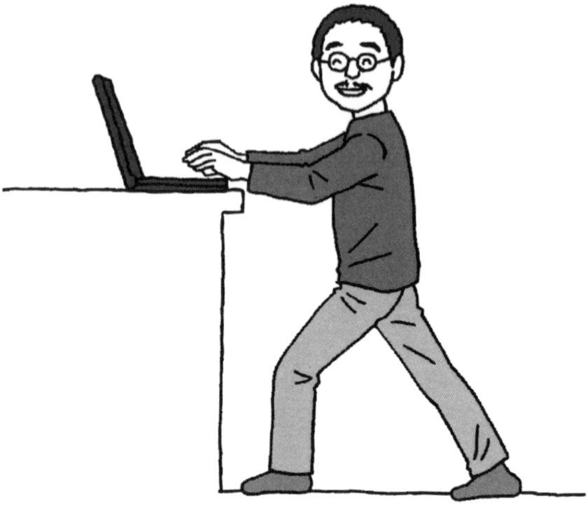

的習慣以來，長時間久坐工作所衍生的肩、腰的問題都解決了。

如何？是不是也想要嘗試一下站著打電腦呢？如果你覺得站著打電腦太困難，那先從打電話或講手機時站著講開始。只要轉換了這個想法，將運動帶進日常生活中的意識自然會提高不少。（長野茂）

（審訂者註：站立時脊椎內壓力只有坐位前傾15度時的70%，故站立工作值得嘗試。）

第二章

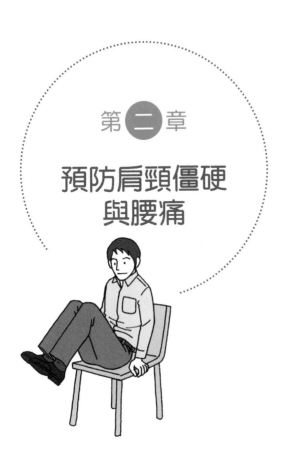

預防肩頸僵硬與腰痛

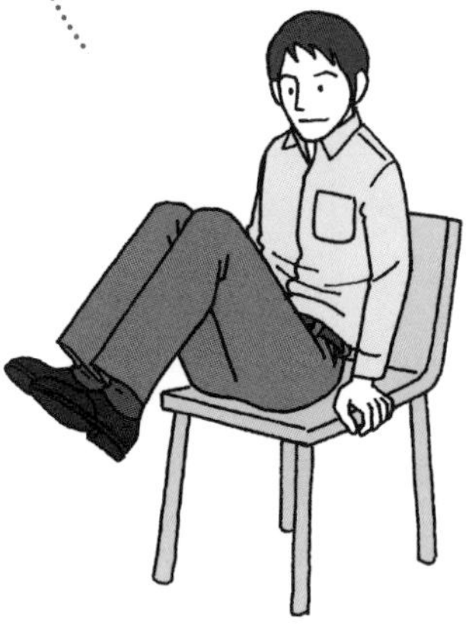

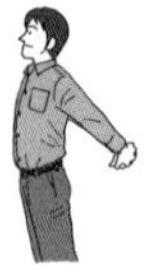

體質不良
是所有中高年齡者的困擾

現代是長期運動不足、充滿壓力的社會，許多人深受體質不良所苦。例如肩膀僵硬、腰痛、慢性疲勞、末梢血液循環不良、浮腫、壓力等，你以為這些毛病會自然痊癒，不知不覺中過了五年、十年，長時間受這些毛病所苦，讓生活品質變差，像這樣的案例不在少數。

特別是中高年齡者幾乎不會使用到大肌肉，我們生活中使用電腦、智慧型手機、開車等動作，都只會用到手指、手腕等，做反覆小幅度的動作，讓肩膀、背部、腰部常常固定在同一個姿勢。此外，人在年過四十歲後，肌肉量會開始減少，肌力會衰弱（審訂者註：主要為肌肉慢肌變成快肌所致），而且疲勞的恢復力也開始變差，肩膀僵硬、腰痛、手腳冰冷、浮腫等症狀會比以前更為嚴重。這些症狀同時並存的話，會變成中年發福，接著會給肌肉、骨頭、關節、脊椎造成很大的負擔，最後變成體質不良的源頭。

在工作上、生活上也有精神壓力的問題，持續不斷的壓力會造成自律神經系統、荷爾蒙系統、免疫系統失調，使體質不良更惡化。一旦自覺到體質狀況不佳時，就要立刻去尋找解決之道。如果你天真以為「只是腰有點痛、膝蓋有點痛、常會怕冷而已」，不知不覺中可能會演變成無可挽回的重病。

你想要成為不會腰痛、肩膀僵硬、不知壓力為何物，抬頭挺胸、健步如飛的中高年齡者？還是想要成為身體到處都疼痛、一臉陰鬱地駝背走路的中高年齡者呢？不用說，當然是前者。

老化的進程未必與年齡成正比，只要你平日多留心，便會改變。藉由「隨時可進行的伸展運動」來讓老化緩步就是「現在」了。

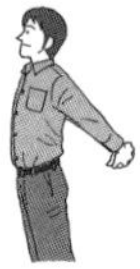

運動不足、壓力的自我檢測表

體質不良的原因很多是由於運動不足與壓力。先來自我檢測一下日常的生活習慣與身心狀況吧。

1 走路、站立、坐著時姿勢不佳
2 工作時幾乎都是打電腦
3 一整天使用智慧型手機、平板電腦
4 在電車與公車裡看到空位，一定會去坐
5 即使是二樓、三樓，仍然會搭手扶梯或電梯
6 整天走路不超過三十分鐘

7 情緒不穩定（易焦躁不安、突然感到不安、提不起勁來）

8 總是睡不飽。難以入睡、起不了床、疲勞難消除

9 職場上的問題很多（人際關係、被減薪、調換部門、工作調動、轉行）

10 幾乎每晚都喝酒，最近喝的量增多

如何？如果你符合的項目不少的話，就得要留意了。首先針對符合的項目來改進，是好的開始。

＊「1」是身體健康的主要前提。「2、3」是運動不足的主要原因。「4～6」與運動的意願有關。「7～10」與精神壓力有關。

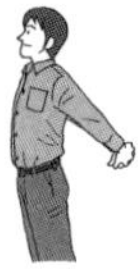

為什麼肩膀僵硬？——預防與改善的方法

肩膀支撐著約四公斤的頭部與雙手的重量，所以頸部與肩膀周圍的肌肉常處於緊繃狀態，因而會造成血液循環不良、乳酸等疲勞物質等滯留，產生了引發疼痛的物質（致痛物質）。

在日常生活中，我們比較少用力以手臂做大幅度的動作、轉動肩膀或將手臂往上抬高；工作上也是，辦公室電腦化的速度急升，大家縮著肩膀、身體往前傾，長時間只靠手指與指尖工作的頻率大增。

因此大家常會感覺到從後腦到肩膀、上背部有「緊繃、僵硬、沉重、輕微疼痛、發麻」等情況。一般來說我們將這整體不舒服的狀態稱作「肩膀僵硬」。

此外，精神壓力會讓自律神經失調，這也是造成肩膀僵硬惡化的原因。你是不是曾有過因緊張而肩膀用力的經驗呢？從以前就有這種抓住重點的語言表現法，在解決糾紛與爭執後，我們會說「卸下了肩上的重擔」；緊張的話，我們會說「肩膀放鬆」。

依照日本厚生勞動省「國民生活基礎調查」二〇一〇年的資料統計，日本人在身體上的困擾與自覺症狀中，「肩膀僵硬」是女性的第一名，男性則是第二名；「腰痛」是男性的第一名，女性的第二名。

●肩膀僵硬與肌肉結構的關係

我們現在就來仔細看一下肩膀僵硬的結構。

頸部、肩膀、背部中間附近有斜方肌、三角肌、闊背肌等淺層肌肉。而在內側則是保持姿勢、支撐頭、頸部、肩膀和手腕的菱狀肌、提肩胛肌、棘上肌、棘下肌等深層肌肉。肩膀僵硬多半是從頸部根部

肩膀、背部的肌肉

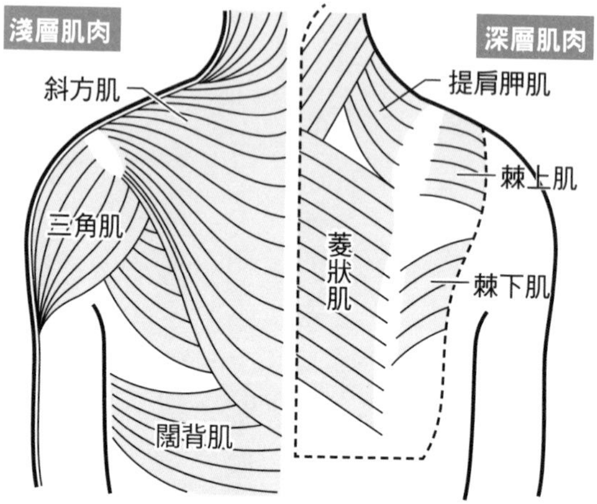

到肩膀的斜方肌所引起的。我們幫人搥背所敲打的地方就是這一部分的肌肉。

當我們長時間維持身體前傾的姿勢，便會讓支撐頭部的提肩胛肌超過疲勞的限度，結果就變成將支撐頭部的工作交給表層肌肉的斜方肌。斜方肌原本是負責支撐手腕舉起物品等許多重要的工作，如果身體長期處於不正常的前傾姿勢（前頭位），將會累積疲勞物質，接著就會出現肩膀僵硬與疼痛的症狀。

那麼，為什麼肌肉緊張的話，

血液循環會變差呢？

心臟收縮放鬆與肌肉收縮放鬆後造成幫浦作用，血液是藉由「心臟幫浦作用」，將血液從心臟送到動脈，此外，再藉由「肌肉幫浦作用」，經由靜脈、淋巴把血液送回心臟。肌肉被稱為第二個心臟，透過身體的動作使肌肉持續收縮放鬆，讓靜脈血液、淋巴液回到心臟。肌肉持續緊張的話，肌肉幫浦作用就會變差，血液循環也會變差。

●藉由隨時可進行的伸展運動，切斷「肩膀僵硬連鎖效應」

很多現代人都有慢性肩膀僵硬的問題，只要持續使用電腦與坐在辦公桌前工作，就與「肩膀僵硬有難解之緣」。的確，肩膀僵硬並不會替工作與家事帶來太大的困擾，但如果放任不管，「肩膀僵硬連鎖效應」就會變嚴重，一輩子都得跟它共處。

「肩膀僵硬連鎖效應」指的就是「長期讓身體處於前傾的姿勢→

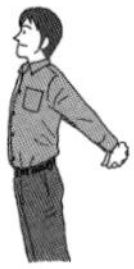

肩膀的肌肉緊繃→血液循環差→累積疲勞物質、致痛物質→刺激末稍神經，將僵硬與疼痛傳到腦部→壓力增加→肌肉更為緊繃→血液循環變得更差」這樣的惡性循環。要切斷這個連鎖效應的關鍵是「調整成正確姿勢，去除掉因身體動作後的肌肉緊繃，消解壓力」。而伸展運動能立刻解決這一連串的問題。

隨時可進行的伸展運動的基本是「姿勢正確」（參照第58頁）。任何時間與地點你都可以將背打直。此外，只要你突然意識到，隨時都能伸展肌肉，促進血液循環。而且伸展運動能預防壓力的產生，是消除壓力的最有效方法。為了預防肩膀僵硬，最重要的是不要讓身體變冷，做伸展運動，也能讓身體保持溫暖。

●腰痛是國民病——藉由伸展運動來預防、改善

改善慢性的腰痛（腰痛症）的基本就是把背脊挺直，縮小腹，讓

脊椎回到S形的曲線，調整貓背（前傾）、後仰的姿勢。再加上做隨時可進行的伸展運動，讓因同樣姿勢而一直處於緊繃狀態的肌肉得以伸展，刺激因運動不足而變得無力的腹部和背脊（豎脊肌），然後紓解壓力。

根據針對超過四十歲的男女所做的調查，罹患腰椎炎（Lumbar Spondylosis）的男性有81.5%、女性有65.5%，推測有此疾病的人達三千七百九十萬人，要說腰痛真的是日本國民病，真的一點也不為過（二十二世紀醫療中心「平成二十二年度活動報告書」）。腰痛的情況一旦惡化，將會對將來的日常生活與步行帶來障礙，最後可能還需要他人的照護。

高齡者需要別人幫忙、照護的主要原因有：腦中風（21.5%）、失智症（15.3%）、高齡老化（13.7%），但將關節疾病（10.9%）、跌倒、骨折（10.2%）兩者加起來，運動器官（與身體運動有關的骨骼、肌肉

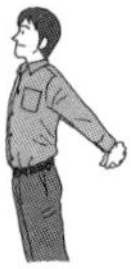

、關節、神經等的總稱）的障礙是並列第一名的（日本厚生勞動省「國民生活基礎調查」二〇一〇年資料）。

想要有一個開心的高齡社會，腰痛是必須要克服的課題。

●農耕工作與辦公桌前工作是腰痛的溫床

近來根據考古研究，腰痛最直接的原因是「前彎的姿勢」，這已成為定論。從一萬至一萬五千年的農耕生活以來，腰痛就是常見的狀況，在這之前人類在大地上四處跑的狩獵採集生活時，就沒有腰痛的情況。也就是說，可以看到「直立後雙腳走路，雙手自由↓進入農耕工作↓前彎的姿勢變多↓給腰椎帶來太重的負擔↓引起腰痛」的疼痛演進史。

帶給腰椎負擔的關鍵是，乍看之下很輕鬆的坐辦公桌前工作跟農耕是一樣的。頭往前突出，背部至腰部往前彎的姿勢，對腰椎來說是太過吃力的姿勢。（審訂者註：醫學研究顯示，脊椎前彎壓力為直立的1.5倍。）

讓我們先記起隨時可進行的伸展運動的基本精神——調整姿勢。還有，當你要撿地上的垃圾或收拾地上的東西時，請挺直背部，不要彎下腰，而是確實地彎曲膝蓋撿取，再維持那樣的姿勢站起。

只要將這兩個姿勢、動作養成習慣，腰痛一定會獲得很大改善。

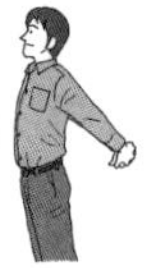

改善肩膀僵硬與五十肩應做不同的伸展運動

五十歲過後最常見的毛病就是五十肩，所以才會有五十肩（四十肩）的俗名。五十肩的原因是位於肩膀下、支撐肩關節的旋轉肌群（Rotator Cuff）老化、連接骨頭與肌肉的肌腱受損傷、發炎所引起的（肩關節周圍炎），包括強烈疼痛的急性期、治療發炎的慢性期、不再疼痛但無法活動自如的回復期等三個階段。

一旦有了五十肩的毛病，只要手拿東西抬高、將手高舉過頭、手轉到背後時，就會感到劇烈的疼痛。再過半年到一年後，穿脫衣服、扣釦子、梳髮、洗澡等做日常的動作時會有困難。

再加上肩膀的疼痛，日常活動受到很大的限制，會累積壓力，然

旋轉肌群

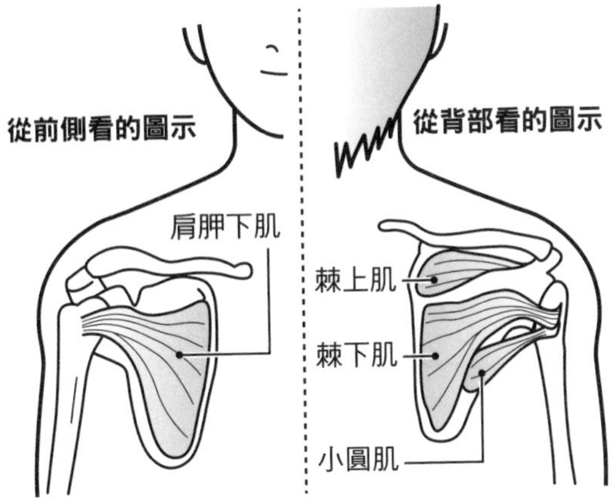

旋轉肌群是連結肩膀內層肌肉的棘上肌、棘下肌、肩胛下肌和小圓肌四條肌肉末端的板狀肌腱。其功能是將肱骨牢牢地連接肩胛骨，使其安定。

後會引發肩膀僵硬、頸部和背部僵硬、腰痛，或使狀況更惡化，因而無法繼續運動，恐怕會使體力急速下降。

旋轉肌群與肩膀的三角肌（淺層肌）各有機能。伸展旋轉肌群需要特別的伸展運動。尤其是在治療疼痛的回復期，如果不確實伸展肩關節周圍的肌肉與肌腱，會使肩關節活動範圍變窄、與肩膀僵硬有關的三角肌和背部的斜方肌變硬、變成慢性肩膀僵硬的體質。

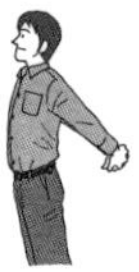

身體僵硬的人，伸展帶來的健康效果更佳

如果我問大家做伸展運動的目的是什麼，很多人會回答：「要提高身體的柔軟度」。

如果你希望的是身體柔軟到坐在地上，將腳大大伸開，然後上半身往前倒下，貼在地板上，這是個人的自由。但是我們沒有要成為花式滑冰選手或體操選手，所以不需要因為做不到而想放棄做伸展運動或感到挫敗。

此外，身體的柔軟度男女有別，還會因為肌肉的質、關節和骨頭的構造等而每個人有很大的差異，並不是每個人都能做到很大很深的彎曲姿勢。

「隨時可進行的伸展運動」不是以提高柔軟度為首要目標。當然如果你持續做伸展運動，一定可以練成柔軟的身體。但增加柔軟度只是伸展運動的成效中的一小部分而已。

「伸展運動」就如字面所示是「伸展」。因此伸展運動的主要目的是伸展肌肉、關節，使血液循環變好，改善體質，消除壓力。

伸展運動做不來、感到挫折的人常說的理由是「因為身體太硬，所以無法做伸展運動」、「身體無法變柔軟」等，但是原本關節的可動範圍就很大，比起輕而易舉就能做到的人，身體較硬的人還更能得到伸展運動所帶來的健康成效。你不能因為身體僵硬而放棄，應該要正面思考「身體僵硬的人，改善體質的效果更好！」。

隨著年齡增長而身體各處有些地方卡住了，所以你一邊做伸展運動時，一邊感謝它「長久以來辛苦了，以後還請多多指教」，除了不斷努力之外，別無他法。

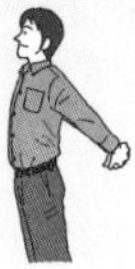

【專欄】「日常生活中運動」和NEAT

「日常生活中運動」這個概念已經被提倡了數十年，不過以日常活動為基礎來促進身體健康，這個想法不只是在日本，在世界各地都很常見。一般來說，站著工作、做家事、稍做移動等活動累積起來，就能夠促進身體健康。

關鍵字是「NEAT＝非運動的日常活動所產生的熱量」。其意思即是非運動（Non Exercise）、反覆做日常活動（Activity）而消耗的熱量（Thermogenesis）。

這個NEAT的效果是由美國梅約醫學中心（Mayo Clinic）所做的研究報告。依據報告，他們觀察體重標準的人與肥胖的人十天的行動，結果發現肥胖的人比體重標準的人平均一天多坐了約二・五小時，走路時間與站著工作的時間少很多。若是看熱量消耗量的話，一天約相差了三百五十卡路里，約是快走兩小時所消耗的熱量。

家事是NEAT的重要資源。例如用吸塵器打掃所消耗的熱量是坐著不動的三・五倍，所以你只要養成每天都用吸塵器打掃的習慣，那麼NEAT就會大幅提高。所謂的日常生活中運動，只要踏出第一步，打開吸塵器即可。如此一來，因為前腳膝蓋彎曲，便會鍛鍊到大腿與臀部的肌肉，後面打直的腳會做到伸展。手腕大大打開使用吸塵器的話，手臂、肩膀、背部都會做到伸展，上半身左右扭轉，會做到側腹的伸展。其消耗的熱量也會提高到五倍左右，伸展運動能改善肩膀僵硬、腰痛、便祕、末梢血液循環不良、浮腫等毛病。

「日常生活中運動」這個健康法，並不只意識到NEAT，還會讓你重新檢視日常生活的活動，花心思改善體質和促進身體健康，尋找能有效減重的運動。（長野茂）

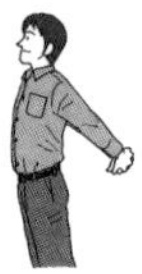

實踐！
隨時可進行的伸展運動的重點

●伸展運動的基本——姿勢正確

日常伸展運動是意識到每一個平日活動，並為了促進身體健康而變成運動。所有活動的共通點就是融入坐、站立與走路時的姿勢。要常常養成「背部挺直，縮小腹」的習慣。這是隨時可進行的伸展運動的基本，你要隨時隨地都意識到伸展運動。

基本姿勢的作法

以下三點是伸展運動的基本，要常常有意識地去執行。

- 兩手舉高，做一個大大的深呼吸，不要後仰或駝背，將背部挺直，微縮下巴，縮小腹。

- 維持這個姿勢，慢慢吐氣，將手放下，肩膀放鬆，雙手自然往下垂。
- 體重平均放在左右腳（站著的姿勢）。

姿勢正確的健康效果

同樣做隨時可進行的伸展運動系列，但姿勢正確與否，效果可是完全不同。所以請用心在保持正確姿勢，將有以下的好處。

- 矯正姿勢，肩膀僵硬、腰痛將會改善。
- 膝蓋伸直，可以改善拖著腳走路，還能預防跌倒。
- 挺胸的話，會有積極向上的心境，壓力自然會消解。
- 情緒會高漲，運動欲望會提升。
- 背部、腹部與頸部會變得緊實。

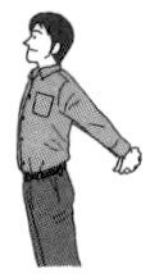

・走路時確實抬起腳，能大步、有力地行走。
・舉止優雅，給人清爽的感覺。

●伸展運動的五個訣竅

1 讓身心放鬆

當肌肉緊張時，我們會下意識地用力，便很難伸展。身體放鬆的話，心情也會變得穩定。當我們坐在椅子上、坐在地板上、躺在床上的姿勢時，輕閉雙眼，就會放鬆下來。

2 呼吸時應深吸氣，慢吐氣

基本上是一邊從鼻子深吸氣，從嘴巴慢慢、細長地吐氣，一邊做伸展。吐完氣後，再自然地吸氣，如此反覆進行。

3 動作不要太激烈，要慢慢伸展

當你覺得有點緊繃和疼痛時，請將姿勢維持在舒服的位置。即使維持在完全輕鬆的姿勢，但施力過度、伸展到會痛的程度，就無法使伸展運動發揮該有的效果。

4 分好幾階段做伸展

不要一次做伸展，而是分好幾個階段慢慢做伸展。先慢慢吐氣伸展，然後靜止不動。在伸展時做好幾個深呼吸，可以伸展得更多，也更有效果。

5 每天做伸展運動

若不使用身體，會漸漸退化（失用性理論）。如果不有意識地伸展肌肉，隨著年紀的增長，肌肉會失去彈性，關節可動範圍會變小。

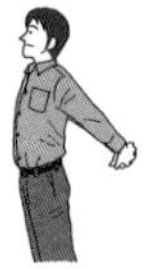

伸展運動可以帶來許多健康成效，而不會產生疲勞，可以每天都做。

隨時可進行的伸展運動的時間、次數

做一個動作約要十五至三十秒，做兩回以上的話，就能達到伸展運動該有的運動效果。剛開始慢慢伸展，之後等肌肉、關節鬆開後，再做一次伸展運動。在做第二回時，要有意識地控制呼吸，做更深、更大的伸展。

以一個項目做一分鐘為目標。當你有充分時間時，就持續做五至十分鐘。在工作與家事的空檔，隨時隨地有機會可以做伸展運動時就做。當你去洗澡或剛洗好澡時，是身體最溫暖的時候，如果好好做伸展運動，效果會更好。

伸展運動需注意的事項

當你在做第三章與第四章所示的伸展運動時，請將以下的事項記在心裡。

- 請好好閱讀插圖與運動動作的解說，正確地練習。
- 如果你有肩膀僵硬的問題，請先看針對肩膀僵硬的伸展運動（十四種）。
- 請針對自己的生活環境、工作環境，找出自己最容易做到的伸展運動，融入自己的生活習慣中。
- 請一面做一面確認手肘、肩膀、背部、腰、膝蓋等處有沒有不舒服。如果覺得疼痛，就別勉強，暫時休息一下，等疼痛治好了，再開始做。
- 如果正在進行治療，那麼伸展前請先諮詢主治醫師。

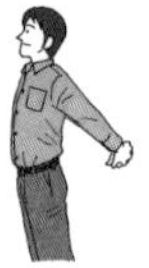

藉由伸展運動，積少成多減重與脫離代謝症候群

「隨時可進行的伸展運動」是讓你重新檢視通勤、坐辦公桌前工作、做家事、洗澡、刷牙等日常生活的活動，藉由運動改善體質的健康法。對於中高年齡者常苦惱的代謝症候群，也具有改善的效果。隨時可進行的伸展運動是有許多健康成效、不會累積疲勞的運動，有許多優點。從早上起床到晚上就寢，這段時間都是做伸展運動的時間。

每一個伸展運動消耗能量不算大，但可以說是「積少成多」。

世界共通的運動強度表——METｓ（靜止時代謝當量），表示各種不同活動、運動所耗費的能量是安靜不動時的倍數。具體來說，標準的走路是「METs 3」，這個運動所耗費的能量是安靜時的三倍；

快走是「METs 5」，爬樓梯是「METs 8」，其分別是安靜時的五倍與八倍。（審訂者註：MET=metabolic equivalent 代謝當量，s=silent 靜止，數值為每公斤體重每分鐘消耗 3.5 毫升氧氣。）

METs 1 一小時所消耗的卡路里是與體重相同的。例如體重七十公斤的話，「METs 1」代表安靜時消耗的熱量是七十卡路里；「METs 3」代表走路所消耗的熱量是 70×3=210 卡路里。

伸展運動則是「METs 2.5」的運動，如果分好幾次做，一天總共做了一小時的話，所消耗的熱量則為 70×2.5=175 卡路里。做伸展運動不會到了隔天感到疲累，只要每天做，一週下來累積消耗的總熱量是 1225 卡路里。

如果你是為了消除代謝症候群，去健身中心做「METs 5」的體操一小時，一週去兩次。原本就沒有運動習慣的人，一週要去健身中心兩次，算是很艱難的任務。而且所消耗的熱量僅只有 70×5×2 次

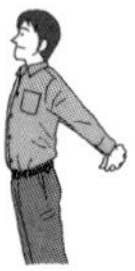

=700卡路里而已。一週兩次，汗流浹背地做吃力的運動，所消耗的熱量卻不及隨時可進行的伸展運動。伸展運動是很厲害的「積少成多減重法」。

此外，伸展運動隨時隨地、立刻能做，因此在消除代謝症候群上很有成效。內臟脂肪容易囤積的相反就是，常活動身體，就會快速燃燒脂肪。一天中不斷活動，在脂肪囤積之前就消耗掉了，這才是解決代謝症候群的捷徑。

而男性有代謝症候群的特徵是只有腹部突出。人的脊椎是為了替腰部分散其所承擔的力量，當人抬頭挺胸站立時，從側面看，脊椎呈現S形的曲線，但如果你的小腹突出，則會使體重往前傾，便形成大幅度往後仰或往前彎的姿勢，讓肩膀、腰部、背部帶來很大的負擔。在消除代謝症候群時，肩膀僵硬和腰痛也會一併改善。

藉由伸展運動活化大腦

進入二十一世紀後，大家明瞭運動與大腦機能具有密切關聯。與身體一樣，腦也符合「失用症候群」的原則，也就是說「如果不使用的話會變衰弱，持續鍛鍊的話，便會維持或變得更好」。

腦屬於身體的一部分。如果不常使用的話，血管會老化，氧氣與營養無法充分送到腦部的各處，會促使腦細胞老化。

當今趨勢確實轉換成「要鍛鍊大腦的話，首先要運動」這種重視大腦的想法。

此外，當大腦感受到壓力時，會分泌可體松（皮質醇，cortisol）。當面臨適度壓力時，可體松會產生能量，但如果持續承受巨大壓力

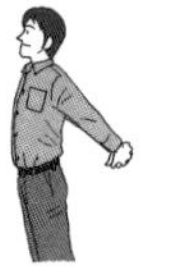

時，可體松就會分泌過多，引起壓力反應，影響身心。可體松還會攻擊掌管人類精神活動的額葉、支配自律神經的下視丘和海馬回等神經細胞。

尤其海馬回是處理外來的龐雜資訊的中繼基地之一。在海馬回這裡處理資訊，將必要留下的資訊強化記憶、不需要的便弱化記憶，將資訊送到大腦的各種不同區域。因為海馬回裡有許多可體松的受體，所以很容易受損，很可能會從忘東忘西演變成輕度失智症、阿茲海默症。

伸展運動不僅能解決運動不足的狀況與改善體質，還能讓身心放鬆，消除壓力，活化大腦，加強大腦功能，達到「健腦」的成效。

【專欄】高齡孕婦產後仍保持美麗，邊調正姿勢邊運動

我今年五十五歲，身高一百六十公分，體重四十八公斤，體脂肪在20%以內，身心都很健康。我分別在四十二歲、四十四歲和四十六歲懷孕生產，生了三個孩子。很多人在懷孕時都有腰痛的困擾，但我高齡懷孕卻沒有腰痛的問題，你知道為什麼嗎？

一般來說，孕婦因為肚子變大，而會變成走路時將腰部往後仰。在體重增加後，支撐腰部的背肌和腹肌會變弱，於是腰部的負擔變過大後，就會開始腰痛。但是我在整個懷孕期間，都留心保持收下巴、背部挺直的姿勢。也因為這樣做，我完全沒腰痛，每天不斷在肚子裡

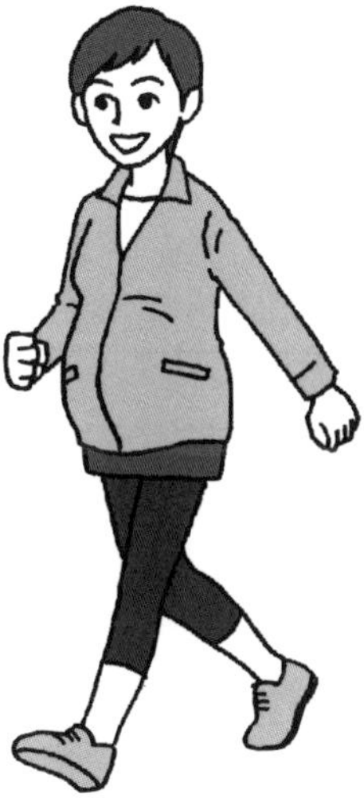

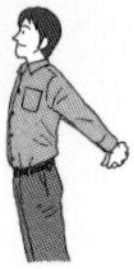

長大的孩子，成為我鍛鍊背肌、腹肌的助力。

而且新生嬰兒的體重有數公斤重，正好是一個啞鈴的重量。所以當我抱著嬰兒、把他舉高逗弄時，會一邊留心調整成正確姿勢一邊當作運動。如此愉快又效果卓著的產後運動，沒有比它更好了。

通常人在年過四十後，會為了「中年發福」、「體質不良」、「生活習慣病」而苦惱，一點都不稀奇，但我五十五歲的現在，身心狀態卻比二十歲、三十歲時維持得更好，我想是拜「邊調正姿勢邊運動」所賜。（萱沼文子）

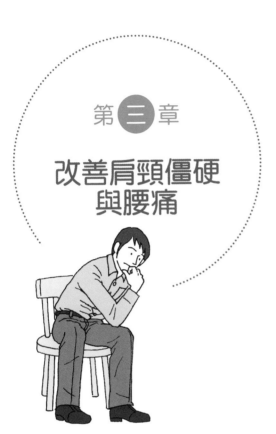

第三章

改善肩頸僵硬與腰痛

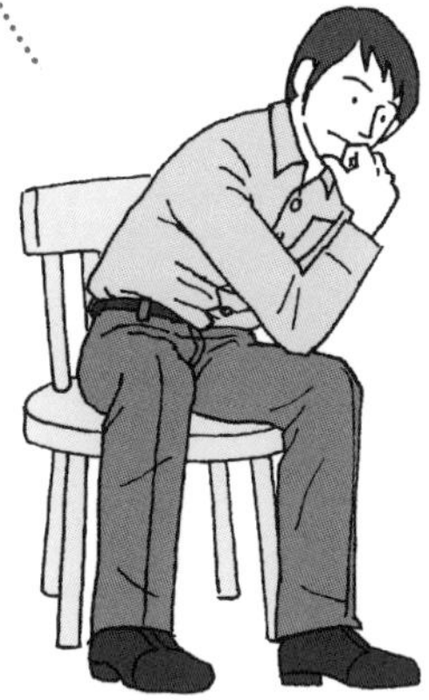

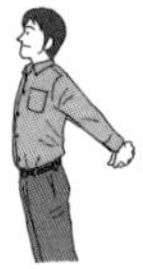

藉由隨時可進行的伸展運動，紓解肩膀僵硬和腰痛

這裡是針對頸部、肩膀、背部的僵硬、腰痛、膝痛等毛病的伸展運動實踐篇。如果你有肩膀僵硬，請看第79頁起的「有效解決肩膀僵硬」的伸展運動，共十四種；如果是腰痛，請看第107頁起的「有效解決腰痛」的伸展運動，共十二種。

無論時間和次數，參考從開始到活動的動作解說與插圖，正確地做練習。接著可以依照生活型態，選擇適合的伸展運動，或是依照何時做、哪一種最容易做來選擇多種不同類型。你可以一邊工作、做家事一邊來做伸展運動，一天加總起來做超過三十分鐘為目標。

頸、肩、背、腰的不適，通常不會是單獨發生，而是多種一起出現。人類的脊椎自上而下是由頸椎、胸椎、腰椎、薦椎和尾椎所形成，從側面看脊椎呈現微彎的S形曲線，就像一根柱子般連結在一起，頸椎的不適和歪斜（前頭位）會給其他部分帶來或大或小的影響。

此外，腰椎與下半身的動作有連帶關係。腰部深層肌的腰方肌是從腰椎到骨盆，再跨到大腿骨的肌肉，使髖關節能夠彎曲。從支撐頭部的頸椎到與膝蓋抬高動作有關的腰椎，全都有連帶關係的。

例如膝蓋卡住而沒辦法筆直伸展的話，那麼腰部為了保持重心就會往前彎曲。結果就變成往前彎的姿勢，這都與腰痛、肩膀僵硬、頸部僵硬、背部僵硬有關聯。相反的，如果是慢性的肩膀僵硬，而長期以往前彎的姿勢，會引發腰痛與膝蓋痛。另外，如果膝蓋不能確實的伸展，便容易跌倒。還有一般來說有九成的變形性膝蓋關節炎是因為O型腿，可說是一體的關係。頸、肩、背、腰、膝蓋不能分開，而要一起掌握，來做伸展運動，會有更好的健康效果。

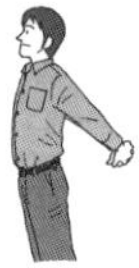

【有效解決頸部僵硬】
頸部前後&左右的伸展運動

前後伸展各15秒×2次

左右伸展各15秒×2次

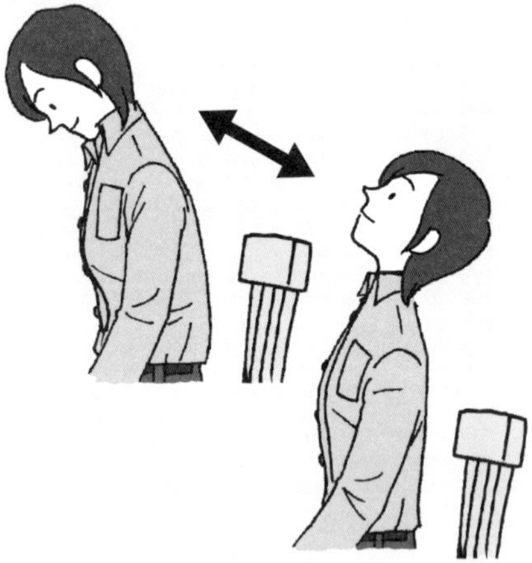

開始

坐在椅子上，將背脊挺直，讓肩膀完全放鬆。

活動

（前後伸展運動）
抬高下巴，利用頭部的重量讓頸部慢慢往後仰，伸展頸部的前側。如果太過後仰，頸椎會痛，所以要注意勿勉強。接著頭部往下，就像是要將下巴碰到胸口般，伸展頸部的後側。要注意別讓背部往前彎。

適度刺激支撐頸部的前後左右的肌肉，能有效促進頸部周圍的血液循環，頭腦也會變得清楚。這個伸展運動是隨時隨地、輕鬆就能做到的，因此也是最易養成習慣的伸展運動。

頸部僵硬2

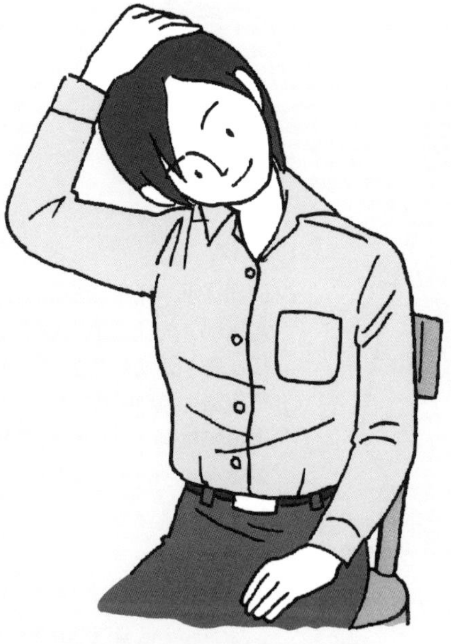

活動

（左右伸展運動）
將右手放在頭部左邊，讓頭往右側傾斜，以伸展頸部的左側。留意別讓肩膀抬高，只有頸部傾斜即可。另一側也同樣做一次。

❗重點

因為頸部容易痛，所以要慢慢地輕輕地伸展。

隨時可做的機會

●在辦公桌前工作●講電話、手機

●電車上●看電視●洗澡

頸部僵硬3
頸部360度轉動伸展運動

左右各10秒×3次

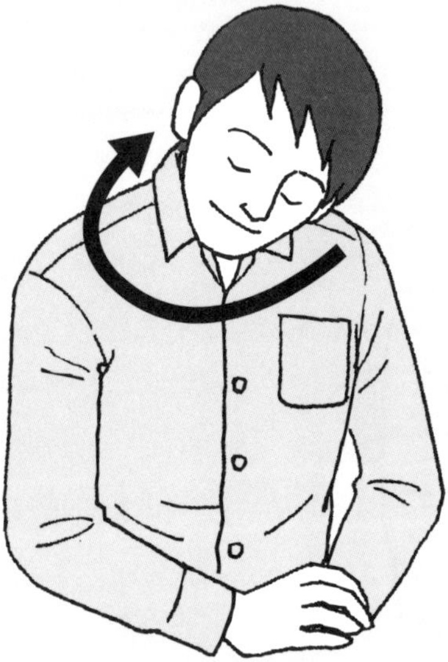

開始

坐在椅子上，背部挺直，略縮下巴，讓肩膀完全放鬆，閉上眼睛。

活動

頭部往下，花十秒鐘慢慢轉動頭部，先往右轉，接著在往左轉，如此交替進行。頭往後時，若後仰動作太大易造成頸椎痛，所以不要太勉強做。

隨時可做的機會

●在辦公桌前工作●電梯裡●廚房
●看電視●洗澡

❗重點
想像你以頭部在畫一個大圓。

坐在辦公桌前工作是長時間維持往前彎的姿勢，常會造成頸部的負擔。在工作空檔時，不經意地轉動頭部做活動，只要花一點時間正確地做伸展運動，便能解決頸部僵硬。

頸部僵硬4
頸部往後轉&扭轉伸展運動

左右各15秒×2次

開始

（往後轉伸展運動）
背部挺直，縮小腹，臉朝正面，肩膀放鬆。

活動

維持這個姿勢，盡可能只有頸部慢慢轉向旁邊，然後維持不動。另一側也做同樣的動作。

開始

（扭轉伸展運動）
背部挺直，縮小腹，臉朝正面，肩膀放鬆，慢慢呼吸。

活動

像是要將下巴碰到胸部般慢慢往下，頸部往右邊扭轉，下巴靠近右側的鎖骨，然後停住不動，伸展左邊的頸部。另一側也做同樣的動作。

隨時可做的機會

●廚房●洗澡●電梯裡
●在辦公桌前工作
●拿影印文件時

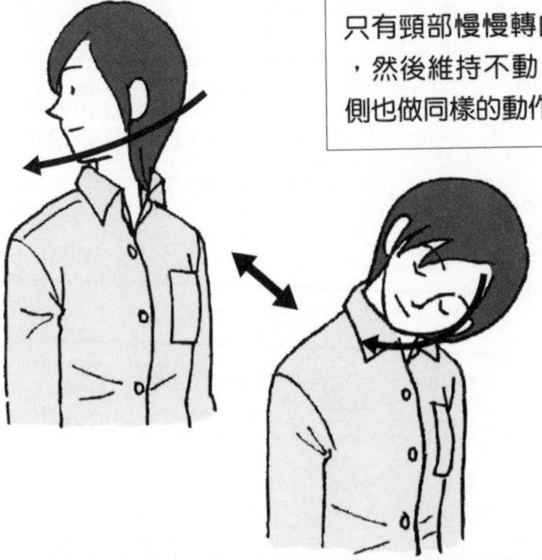

❗重點
肩膀不要動，只轉動頸部。

與頸部前後左右、轉動等動作有關係的、支撐頭部的胸鎖乳突肌、提肩胛肌，伸展這兩者，有助於和緩肩頸僵硬，也能有效消除頸椎的疲勞。

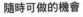

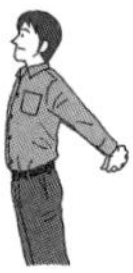

頸部僵硬5
手繞過後面抓鼻子伸展運動

左右各15秒×2次

開始

背部挺直，略縮下巴，讓肩膀完全放鬆。

活動

臉朝前方，右手大動作地繞到頭部後面，觸碰左耳，接著左臉頰，如此轉動手臂。然後大大轉動手臂，讓手指觸碰到鼻子。左右手交替做同樣的動作。

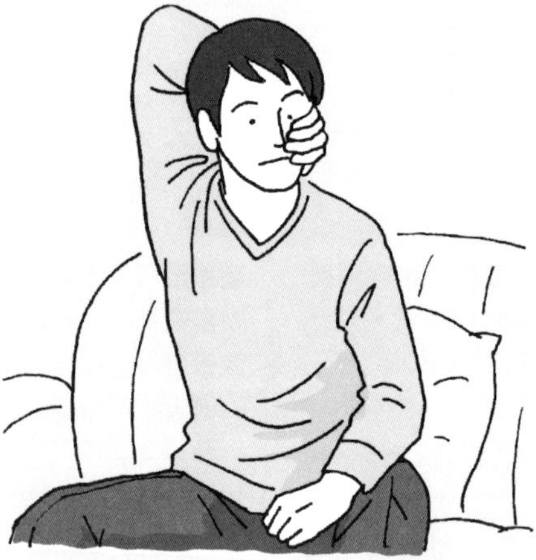

重點

手臂要繞過頭的後面。

隨時可做的機會

●廚房●看電視●洗澡●上廁所

●在辦公桌前工作

手臂抬高，然後大幅度地轉動肩關節，藉由這個伸展運動略微刺激頸部、肩膀、背部中上部的肌肉。此伸展運動具有和緩緊張的效果。

【有效解決肩膀僵硬】
肩膀伸展運動

左右各15秒×2次

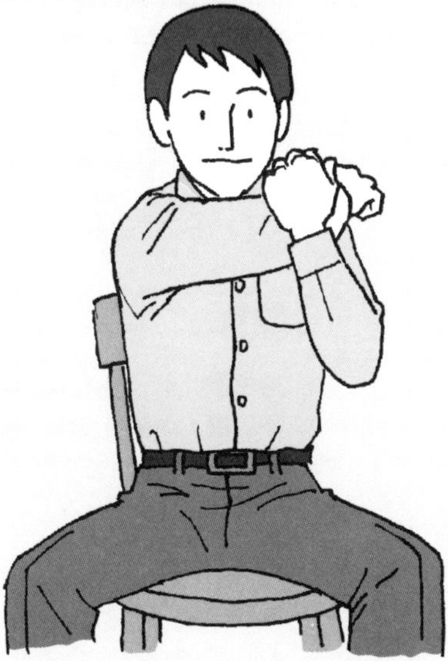

開始

背部挺直，縮小腹，略縮下巴，左右兩手在胸前交叉，將左手手掌壓住右手手肘。

活動

左手掌邊壓右手，壓到你的面前，要有意識地伸展到兩手臂、肩膀、背部的肌肉。左右手交替做同樣的動作。

❗重點

做運動時，身體要朝正面。

隨時可做的機會

●在辦公桌前工作●等紅綠燈時●看電視

●廚房●洗澡

隨著年紀增長，肩關節會變僵硬，活動範圍會變小。常縮著肩膀的話，姿勢會變差，而且肩膀僵硬的情況也會惡化。坐在辦公桌前工作等時候，也可當作轉換心情，稍微伸展一下肩膀、雙手與背部肌肉。

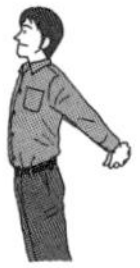

肩膀僵硬2
手肘伸展運動

左右各15秒×2次

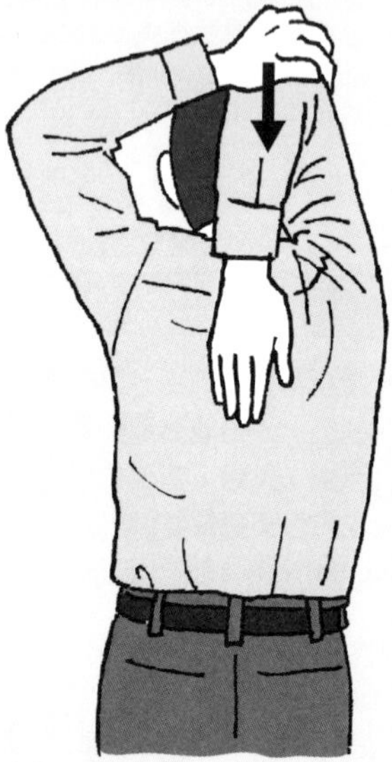

開始

背部挺直，縮小腹，兩手伸到頭上，右手手肘彎曲，放在頭的後面，左手包覆住右手手肘。

活動

邊慢慢吐氣，邊將手肘往正下方壓，從雙手手臂內側到腋下都做伸展。左右手交換後同樣動作再做一次。

❗重點

要縮小腹，注意背部與腰不要往後仰。

隨時可做的機會

●在辦公桌前工作●看電視●廚房
●洗澡●上廁所

這個運動對兩手臂內側（肱三頭肌）、肩膀的三角肌、斜方肌、肩關節周圍的深層肌等很多部位都頗具成效，且做完後你會有出乎意料的輕鬆感。不要一次伸展，而是分兩階段，慢慢伸展。

肩膀僵硬3
打開肩胛骨伸展運動

15秒×3次

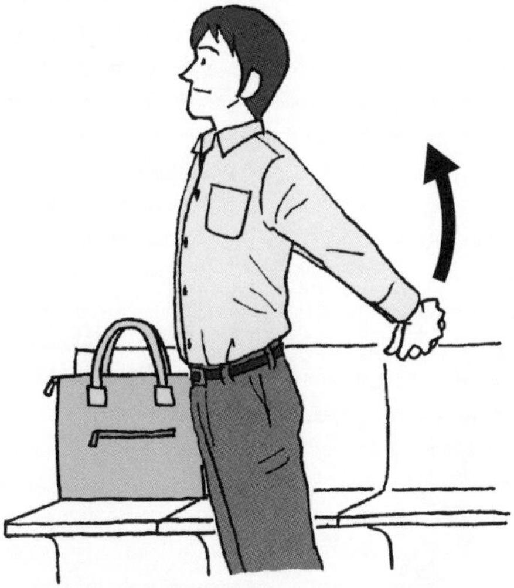

開始

雙腳打開與肩同寬，背部挺直，腰部不要往後仰，縮小腹，雙手往後伸，兩手手指交扣。

活動

胸部盡量開展，左右肩胛骨往中間靠攏，然後保持此姿勢，將左右肩胛骨往內夾，兩手手臂盡量抬高，停住不動。

隨時可做的機會

●拿影印文件時●電梯裡●等紅綠燈時

●候車月台上●廚房

❗重點

背部打直，腰部不要往後仰，做運動時注意上半身不要往前傾。

坐在辦公桌前工作、做家事等時候，常會長時間維持著往前彎的姿勢，於是讓駝背與肩膀僵硬的情況惡化。大大地做擴胸，能讓肩膀、胸部、中背部都感到舒暢，心情也會變得積極。

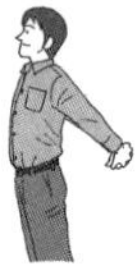

肩膀僵硬4
肩膀交叉伸展運動

左右各15秒×2次

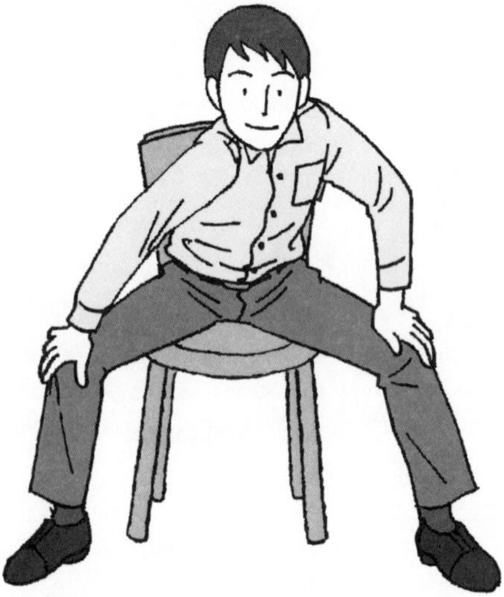

隨時可做的機會

●在辦公桌前工作●看電視●上廁所

開始

椅子坐淺一點，雙腳打開比肩膀寬，腳尖呈外八字。背部打直，縮下巴，上半身略往前傾，兩手放在膝蓋上。

活動

頭朝正面，右肩往下巴的位置扭轉。另一側也做同樣的動作。

❗重點

肩膀像是要移到下巴的下方般做扭轉。

肩膀大幅度往前突出，上半身做大動作的扭轉，將可以同時伸展到頸部、肩膀、中上背部、側腹等。會讓你精神飽滿，壓力都煙消雲散。

肩膀僵硬5
躺姿肩膀伸展運動

左右各30秒

開始

雙手打開比肩膀略寬，做四足跪姿。

活動

腰部位置維持在高位，往後拉，雙手往前伸展。頭部轉往側邊躺，肩膀、胸部深深往地面壓，伸展肩膀前方到胸部。臉轉到另一邊，相同動作再做一次。

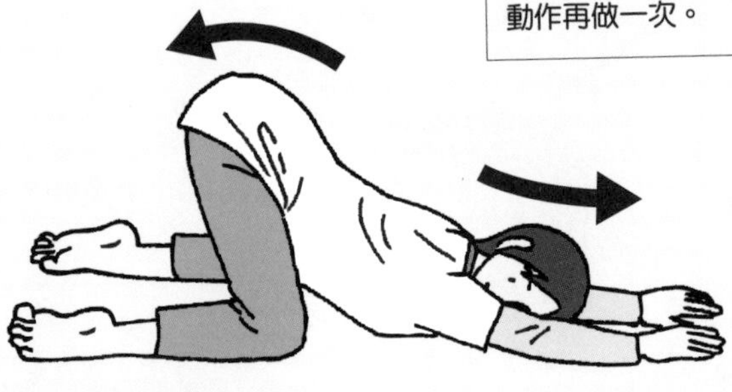

隨時可做的機會

●就寢●起床時●看電視

❗重點

腰部要保持在高位。

這是讓肩膀前側、肩關節周圍的深層肌、頸部、中上背部、胸部和側腹都做伸展的運動。壓力也是造成肩膀僵硬的原因。所以心情放鬆地做伸展，壓力也會解除。

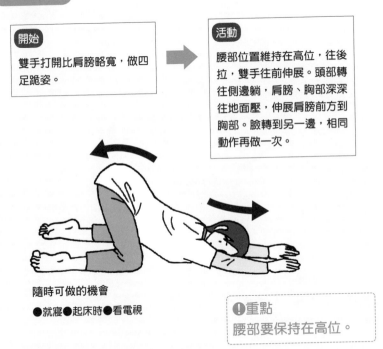

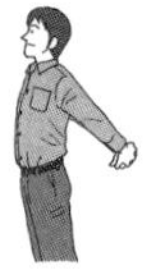

肩膀僵硬6
兩側打開、手臂上下的伸展運動

上下各15秒×2次

開始

坐在椅子上，背部挺直，縮小腹，腳彎曲呈九十度，與肩同寬。

活動

挺胸，手舉至比肩膀高，此姿勢維持十五秒。
接著，手放至肩膀下，手臂貼著側腹，此姿勢維持十五秒。

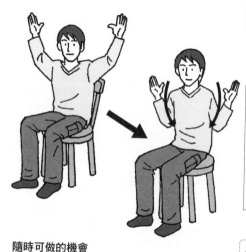

隨時可做的機會

●看電視●洗澡●在辦公桌前工作
●拿影印文件●上廁所

❗重點
肩胛骨用力。

在日常生活中，幾乎沒有要將手抬高過肩的動作。肩膀抬高的伸展運動對「斜肩」很有效果，肩膀往下的伸展運動對「聳肩」很有成效，此外也能鬆開背部的肌肉。

肩膀僵硬7
兩側打開、手臂前後的伸展運動

前後各15秒×2次

開始

坐在椅子上，背部挺直，縮小腹，腳彎曲呈九十度，與肩同寬。

活動

大大吸一口氣，盡可能將左右肩胛骨往內夾，將胸部張開，維持十五秒。接著慢慢吐氣，低下頭，像要將對開式的門關上般兩手在胸前併攏，確實伸展肩膀、背部，維持十五秒。

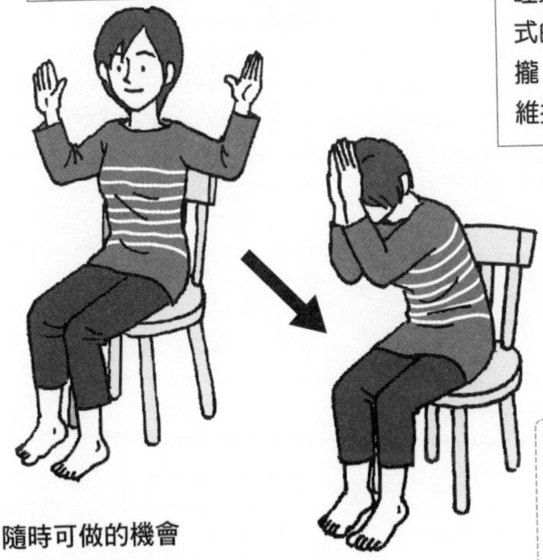

❗重點
在做肩胛骨的動作時要很有意識。

隨時可做的機會

●看電視●洗澡●在辦公桌前工作

●拿影印文件●上廁所

當你假日悠閒看電視時，肯定是身心放鬆，所以肩膀、頸部、背部都會打開。來伸展一下肩膀周圍與背部的肌肉，讓僵硬變得和緩一些吧。

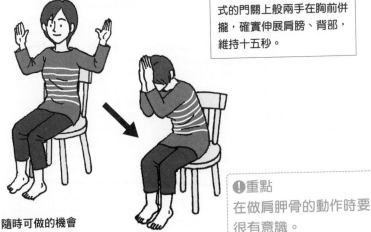

肩膀僵硬8
聳肩膀伸展運動

4秒×10次

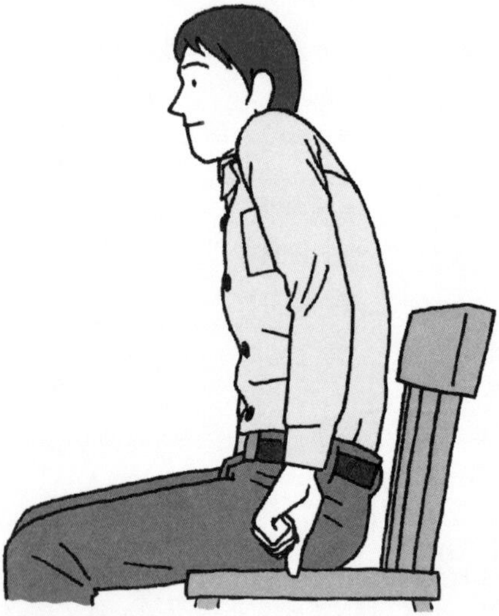

開始

坐在椅子上，縮小腹，背部挺直。

活動

盡可能地聳肩膀，花四秒鐘慢慢往上抬，再一鼓作氣放鬆，將肩膀放下。

!重點

盡可能縮脖子。

隨時可做的機會

●在辦公桌前工作●等紅綠燈時

●搭電梯●看電視●廚房

當解決了紛爭與煩惱時，我們會說「肩頭上的重擔放下了」，還有緊張時，我們會說「肩膀放鬆一下」等話。當我們專心工作，肩膀用力時，頸部要伸縮、肩膀和背部要放鬆。

肩膀僵硬9
肩膀前後轉動

前後各4秒×5次

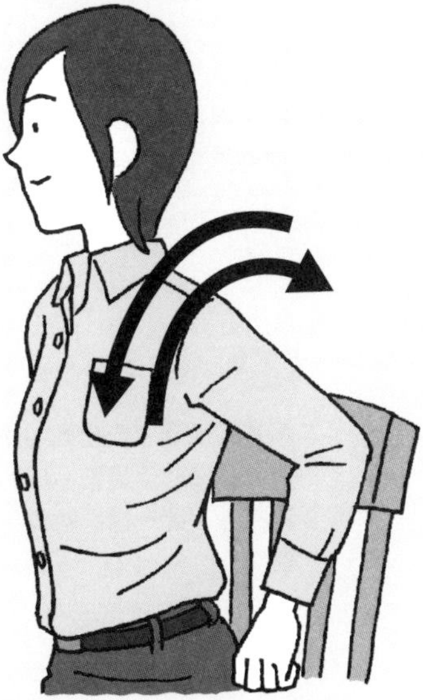

開始

坐在椅子上，背部挺直，肩膀徹底放鬆，調正姿勢。

活動

抬起肩膀，將左右肩胛骨往內夾，然後花四秒鐘慢慢往後轉；接著再慢慢由後往前轉。

❗重點

當轉動肩膀時，要將意識放在肩胛骨。

隨時可做的機會

●在辦公桌前工作●等紅綠燈時

●看電視●廚房●洗澡

當我們因為壓力而緊張時，即會引發肩膀僵硬。肩膀放鬆，肩膀前後轉動，讓肩膀、背部、胸部的肌肉適度的放鬆吧。

肩膀僵硬10
推牆伏地挺身伸展運動

左右各15秒×2次

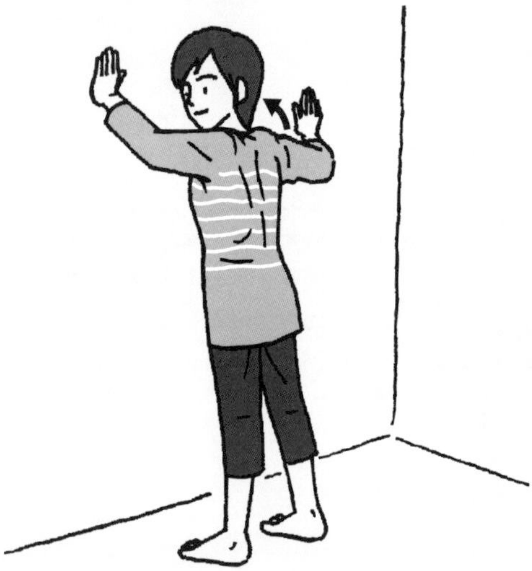

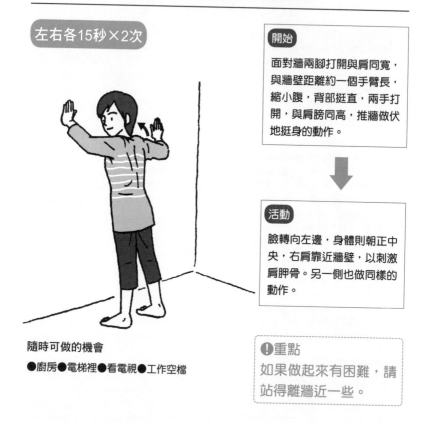

開始

面對牆兩腳打開與肩同寬，與牆壁距離約一個手臂長，縮小腹，背部挺直，兩手打開，與肩膀同高，推牆做伏地挺身的動作。

活動

臉轉向左邊，身體則朝正中央，右肩靠近牆壁，以刺激肩胛骨。另一側也做同樣的動作。

隨時可做的機會

●廚房●電梯裡●看電視●工作空檔

重點

如果做起來有困難，請站得離牆近一些。

在廚房時，我們常會頭往前，呈現彎腰駝背的姿勢，如此會給頸部與肩膀帶來負擔。在煮菜的空檔，你可以利用牆壁來紓緩肩頸僵硬的情況，讓胸部與背部的肌肉放鬆。

肩膀僵硬11
抬高手洗頭的伸展運動

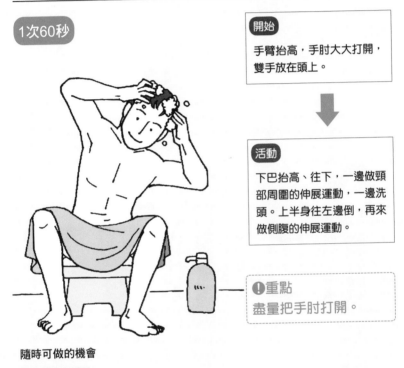

1次60秒

開始

手臂抬高，手肘大大打開，雙手放在頭上。

活動

下巴抬高、往下，一邊做頸部周圍的伸展運動，一邊洗頭。上半身往左邊倒，再來做側腹的伸展運動。

❗重點
盡量把手肘打開。

隨時可做的機會

●洗澡●吹頭髮

洗頭時是進行伸展運動的絕佳機會。打開手肘，確實抬高手臂搓洗頭部，可以預防、解決肩膀僵硬，這也是能放鬆背部與手臂的運動。

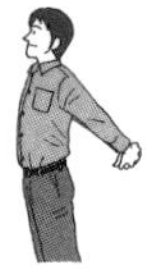

肩膀僵硬12
提購物袋的伸展運動

左右各8秒×10次

開始

單手拿購物袋，手往內側彎曲，緊握住購物袋。

活動

一邊走一邊花四秒鐘慢慢提起購物袋，抬至胸前，再花四秒鐘慢慢往下放。左右手互換，同樣動作再做一次。

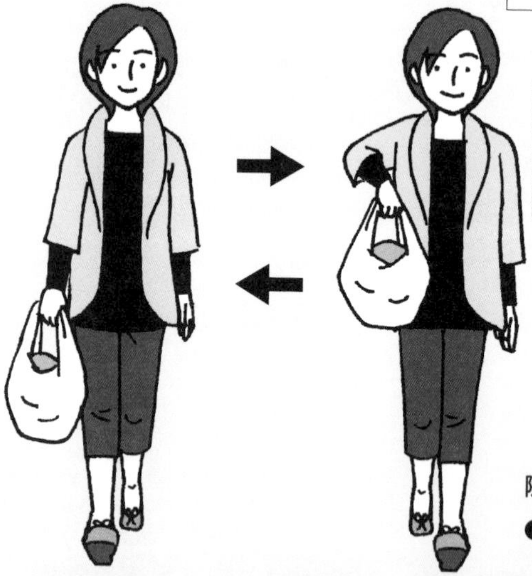

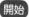

❶重點
手往內側彎曲提起購物袋。

隨時可做的機會

●買東西●倒垃圾

隨時可進行的伸展運動是讓我們重新審視平日的生活，讓身體變健康的運動。提重的購物袋是造成肩膀僵硬的元凶，只要垂直往上提起，就能變成消除肩膀僵硬、背部僵硬的伸展運動。

肩膀僵硬13
晾衣服的伸展運動

晾10件衣服

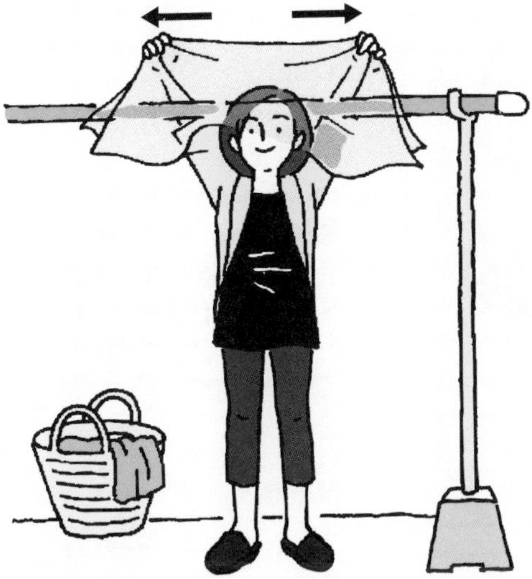

開始

雙腳打開與肩同寬，背部打直，腹部用力，拿一件洗好的衣服，左右打開。

活動

盡可能將衣服拿高，縮下巴，盡全力將背部挺直，兩手抓著衣服，像要將衣服拉平一樣，朝左右拉數次後，再晾衣服。

❗重點

夾擠肩胛骨，並張開胸部。

隨時可做的機會

●晾衣服

將晾衣服也變成伸展運動吧。朝著天空挺胸，使盡全力向上伸展身體，肩膀很舒服，也會覺得神清氣爽。這個伸展運動對背部、胸部、側腹都很有效果。

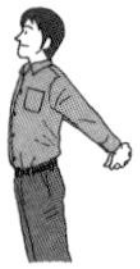

肩膀僵硬14
石頭、布的轉肩膀伸展運動

1圈15秒×2次

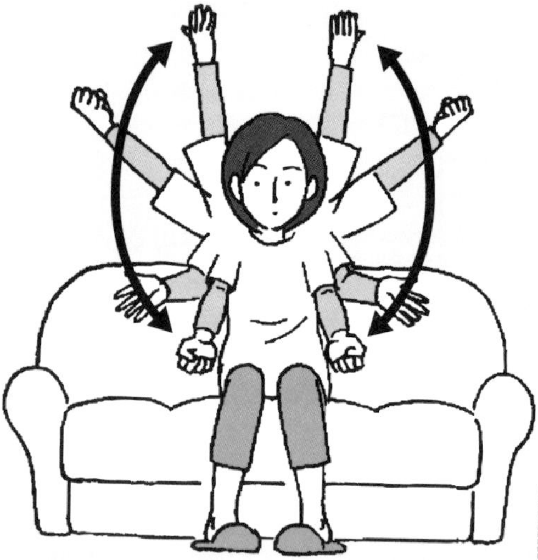

開始

坐在椅子上，背部挺直，縮小腹，調正姿勢。

活動

手伸至正前方，手心朝上反覆做「石頭、布」的動作。一邊做「石頭、布」運動，一邊將兩手往上做出「萬歲」的姿勢，然後雙手再往下回到身體兩側。

❗重點

做「石頭」動作時，盡量用力握拳；做「布」動作時，盡量將手指用力打開。

隨時可做的機會

●看電視●洗澡●在辦公桌前工作

每個人都曾有過覺得「肩膀緊緊的」，而敲敲肩膀、用手揉抓肩膀、轉動一下肩膀，在肩膀僵硬的情況變嚴重前，大幅度活動肩膀周遭的肌肉，使其不變僵硬是很重要的。此伸展運動也可以是活動手指的伸展運動。

【預防五十肩】
扭轉肩膀伸展運動

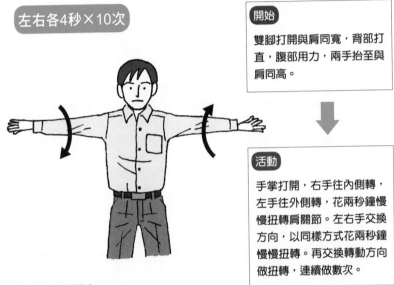

左右各4秒×10次

開始

雙腳打開與肩同寬，背部打直，腹部用力，兩手抬至與肩同高。

活動

手掌打開，右手往內側轉，左手往外側轉，花兩秒鐘慢慢扭轉肩關節。左右手交換方向，以同樣方式花兩秒鐘慢慢扭轉。再交換轉動方向做扭轉，連續做數次。

隨時可做的機會

●看電視●工作空檔

❗重點
手要維持在與肩同高的位置。

罹患五十肩之後的半年到一年間，穿脫衣服、扣釦子、梳頭髮、洗澡等做日常動作都會出現障礙。俗話說「有備無患」，此伸展運動就是為了讓肩關節周圍的肌肉伸縮，以預防五十肩。

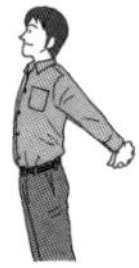

五十肩2
躺姿的肩膀伸展運動

前後各30秒×3次

開始

面朝上躺，雙手手肘立起，縮小腹，雙手左右打開，與肩同高，手肘放在地上，立起手肘呈九十度，手掌呈現「布」的狀態。

活動

維持此姿勢，肩膀和手肘都不要離開床上，手肘慢慢往後方（頭上）倒，手指甲壓在床上，靜止十五秒。接著手肘慢慢往前方倒，手掌貼在床上，靜止十五秒。

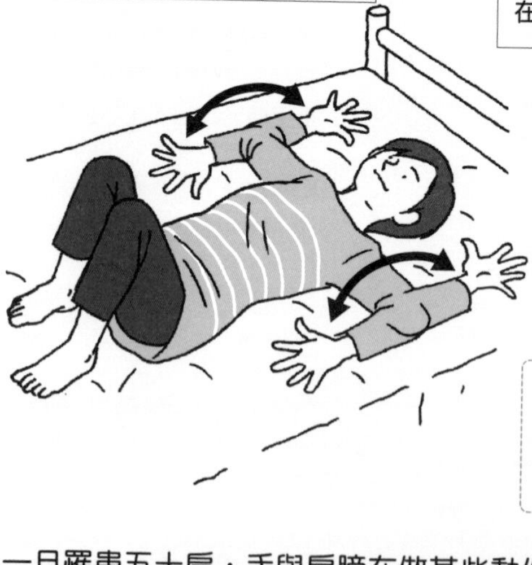

隨時可做的機會

●就寢前●起床時●看電視

❗重點

手肘與肩膀要緊貼在床上。

一旦罹患五十肩，手與肩膀在做某些動作時會感到疼痛，便會有所限制。而且因為痛促使有些日常活動無法做，進一步造成運動不足、引發生活習慣病，這個伸展運動不僅能預防五十肩，還能讓高爾夫的揮桿動作變得更好。這也是手肘的伸展運動。

五十肩3
前臂開闔、拍打的伸展運動

內閉、外開各10秒×3次

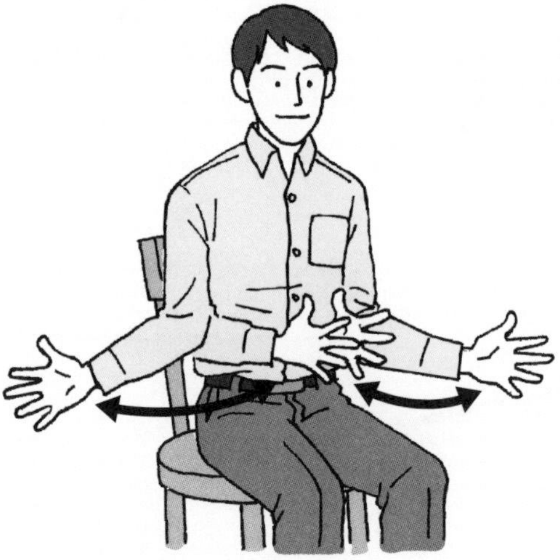

隨時可做的機會

●在辦公桌前工作●看電視

●洗澡●上廁所

拍打伸展運動10回×3次

開始

椅子坐淺一點，背部挺直，縮小腹，立起手肘呈九十度，兩手緊貼著側腹。

活動

兩手朝內側（腹部方向）闔上，維持十秒。接著兩手朝外側盡可能地張開，維持十秒鐘。接著以同樣的動作開闔手肘，雙手不斷拍打，反覆做十次。

❗重點

雙手要確實緊貼側腹。

如果你有五十肩的毛病，基本上得保持休息，但為了治療疼痛，就必須藉由這個伸展運動，來活動肩關節周圍、背部的肌肉、肌腱。它除了能預防五十肩，還能有效預防打棒球與網球所帶來的肩膀損傷。

五十肩4
寶特瓶的鐘擺伸展運動

左右、前後各10次×3次

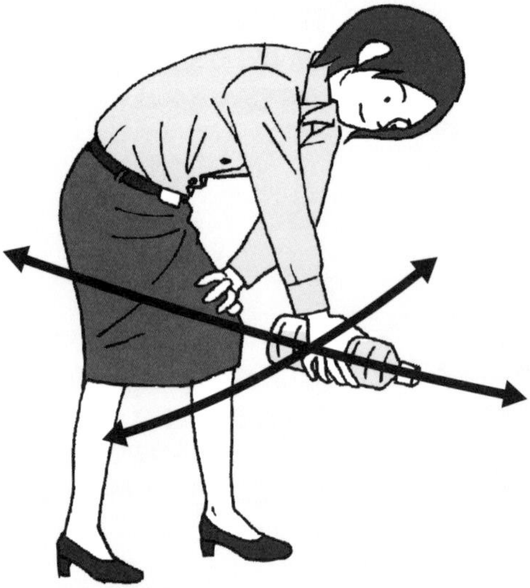

開始

右手輕輕握住寶特瓶，背部挺直，上半身往前傾，左手放在左膝上保持身體的穩定平衡。肩膀放鬆，讓手臂垂直往下。

活動

右手臂像鐘擺般慢慢左右擺動，接著前後擺動。左右手交換，同樣動作再做一次。

❗重點

肩膀、手臂要放鬆。

隨時可做的機會

●工作空檔●看電視

利用寶特瓶的重量，前後左右大幅度地擺動手臂，讓肩關節、背部周圍的深層肌肉和肌腱都活動到的伸展運動。值得期待肩膀早日恢復健康。（審訂者註：重量約300～500公克即可，勿太重。）

五十肩5
手臂斜45度的水平抬高伸展運動

上下各4秒×10次

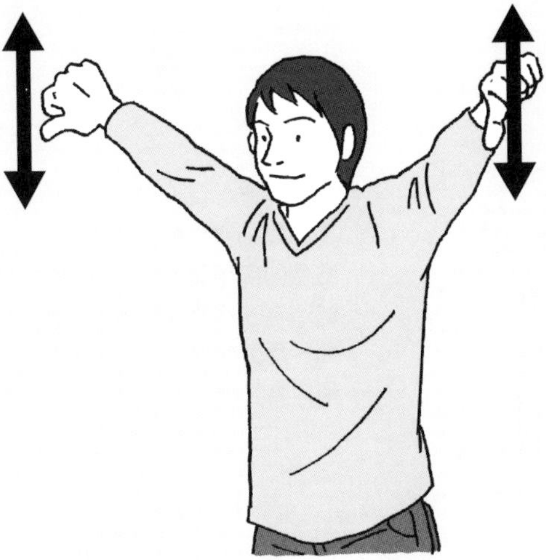

開始

雙腳打開與肩同寬，背部挺直，縮小腹，雙手抬高往斜前方45度的水平位置，立起兩手的大拇指，手握拳。

活動

大拇指往正下方，手腕往內側，轉動肩關節的姿勢，不要引起反作用力，約花四秒鐘慢慢往下，再花四秒鐘慢慢往上轉。

隨時可做的機會

●看電視●洗澡時●在辦公桌前工作

●上廁所

❗重點

兩手朝斜前方45度的方向伸直。

手臂朝斜前方45度，伸展旋轉肌群（支撐肩膀內層肌肉總稱）和背部肌肉。

五十肩6
立手肘的伸展運動

10秒×3次

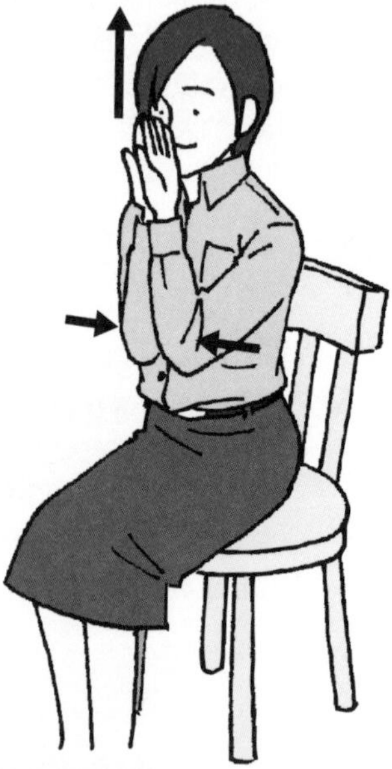

隨時可做的機會

●在辦公桌前工作●在咖啡館●看電視

●洗澡●上廁所

開始

兩肩往內側轉，雙手在臉前合掌，立起兩個手肘緊貼。

活動

手掌與前臂往外側扭轉，左右手的指甲與前臂的外側緊貼，為了不要讓肩膀和手肘痛，兩個手肘不要分開，慢慢抬高，維持十秒。

❗重點

做運動時，手肘與前臂要緊貼。

用進廢退，身體不動的話就會出現退化的現象，五十肩也是同樣的情況。透過這個伸展刺激一下日常活動時，不太會使用到的肩膀與背部的深層肌肉。

【有效解決背部僵硬】
沉思者的伸展運動

左右各15秒×2次

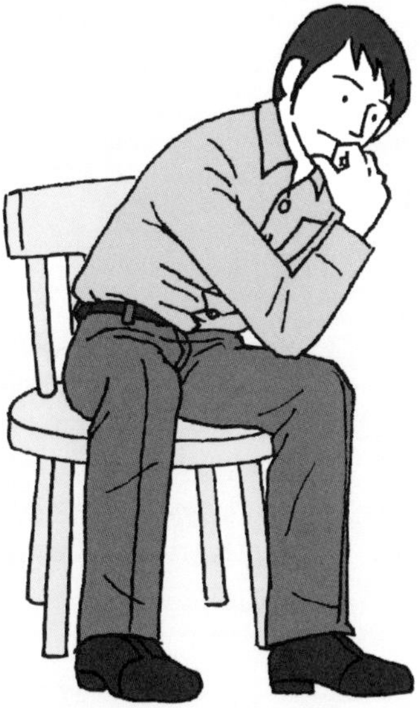

開始

椅子坐淺一點，雙腳打開與肩同寬。

活動

像羅丹作品「沉思者」的姿勢，臉朝前，上半身大幅扭轉，右手肘放在左膝蓋上，維持這個姿勢。另一邊也做同樣動作。

❗重點

臉要朝正面。

隨時可做的機會

●在辦公桌前工作●看電視●上廁所

羅丹的雕刻「沉思者」，看似很悠閒的動作，其實是很困難的姿勢，能有效地伸展到整個背部、肩膀和側腹。伸展運動也可以思考過後再做。

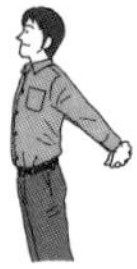

背部僵硬2

側身伸展運動

左右各15秒×2次

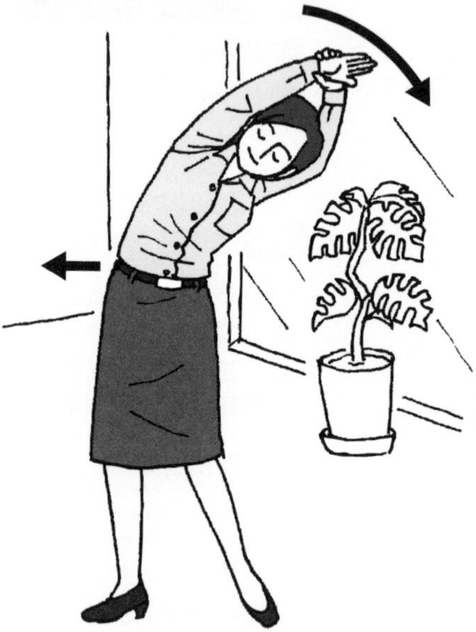

開始

雙腳打開與肩同寬，背部挺直，縮小腹，兩手舉至頭上，左手抓住右手手腕。

活動

將體重放在右腳，讓腰部往右邊突出，左腳的腳跟略微抬起，左手抓著右手腕慢慢往旁邊拉，上半身往旁邊傾斜，從肩膀到背部、側腹、腰都伸展到。另一側也做同樣的動作。

隨時可做的機會

●工作的休息時間●電梯裡

●看電視●廚房

❗重點

上半身不要往前傾，而是要往旁邊倒。

久坐與久站的姿勢都會使支撐背脊的深層肌肉過度緊張，這個側身伸展運動能使背部、肩膀、側腹、腰部一帶的肌肉放鬆。

背部僵硬3
展翅伸展運動

10秒×5次

開始
背部打直，縮小腹，上半身微微往前傾，雙手緊握。

活動
雙手用力，像展翅般花四秒鐘慢慢往旁邊張開，比打平再略高一點，維持兩秒鐘，再花四秒鐘慢慢回到原位。

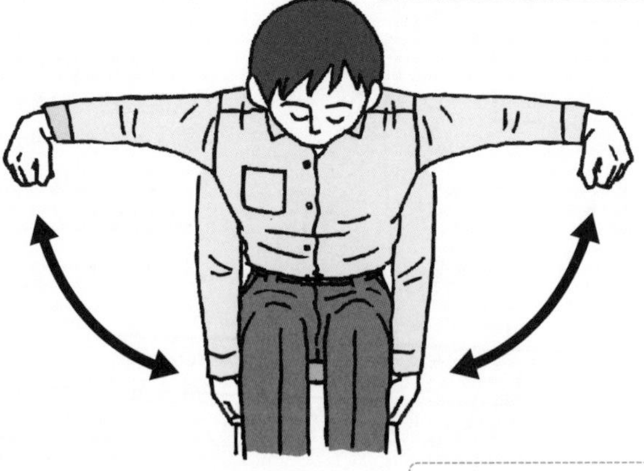

隨時可做的機會
●在辦公桌前工作●看電視

❗重點
上半身是略微往前傾的姿勢。

在工作空檔時，將背脊挺直，手臂往旁邊舉起，用力收縮整個背部與肩膀吧。你會感到精神飽滿。

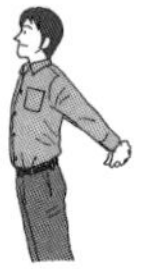

背部僵硬4
後拉拉環

左右各10秒×3次

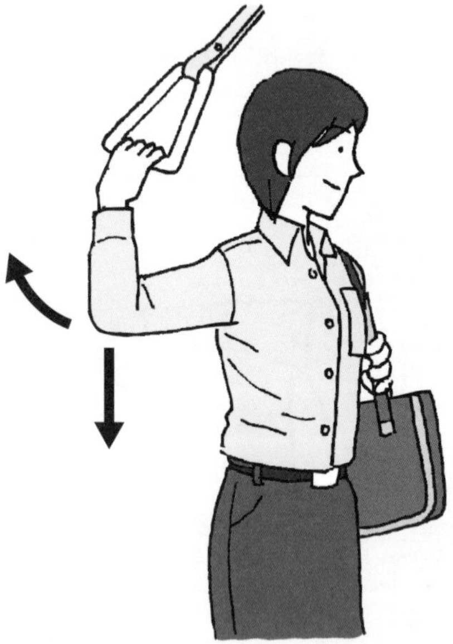

開始

雙腳打開與肩同寬，單手握住拉環，縮小腹，背部打直，站穩。

活動

將握著拉環的那隻手往肩膀略後方拉，將肩胛骨往中間夾，再像是要往正下方拉般，用力十秒鐘。另一側也做同樣的動作。

❗重點
肩胛骨要往背中間夾。

隨時可做的機會

●電車裡●公車裡

通勤時間正好是做伸展運動的機會。利用拉環來伸展收縮從上背部到肩、胸部的肌肉，使背部僵硬的狀況變得和緩。但請確認一下周圍是否有人再來做。

背部僵硬5
背部伸展運動

15秒×2次

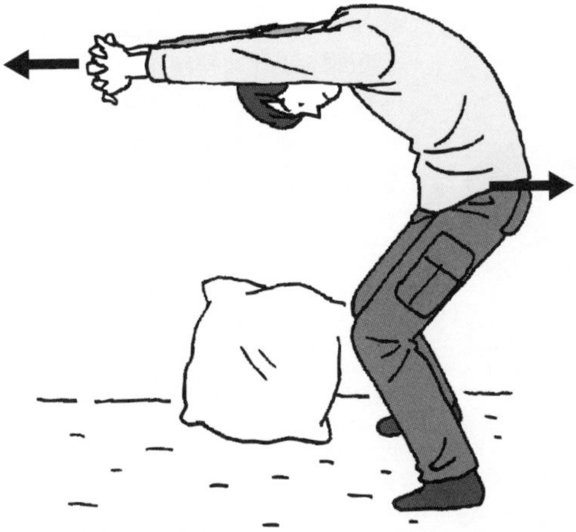

開始

雙腳打開與肩同寬，膝蓋微微彎曲，雙手抬高至與肩同高，然後往前伸直，雙手交握。

活動

大大吸氣，再慢慢吐氣，頭部往下，兩手盡可能往前伸，腰部往後拉，從背部到腰部確實伸展開來。

❗重點
吐氣時，要有意識地伸展。

隨時可做的機會

●看電視●在辦公桌前工作

這是能確實將背部僵硬放鬆的伸展運動，也具有預防、消除肩膀僵硬、腰痛的效果。

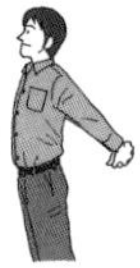

背部僵硬6
前彎扭轉身體洗澡

左右各15秒×3次

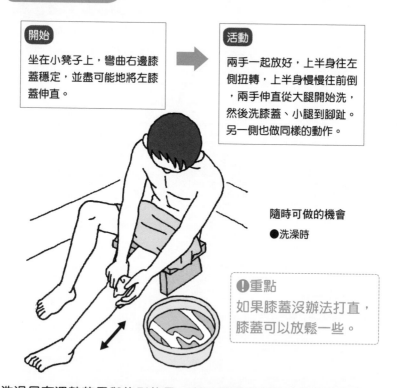

開始

坐在小凳子上，彎曲右邊膝蓋穩定，並盡可能地將左膝蓋伸直。

活動

兩手一起放好，上半身往左側扭轉，上半身慢慢往前倒，兩手伸直從大腿開始洗，然後洗膝蓋、小腿到腳趾。另一側也做同樣的動作。

隨時可做的機會

●洗澡時

❗重點

如果膝蓋沒辦法打直，膝蓋可以放鬆一些。

洗澡具有溫熱效果與放鬆效果，所以最適合在此時做伸展運動。一邊扭轉身體一邊往腳尖的方向洗，即能做到背、肩、側腹、腰部與腳後側的伸展。

背部僵硬7
貓背伸展運動

各15秒×2次

開始

四足跪姿，手腳略施力，打開來，抬起下巴，盡可能地讓背下沉，讓腰與背往下，伸展胸部和腹部。

活動

頭往下，縮下巴，盡可能縮小腹，慢慢吐氣，讓肩、背部和腰拱起。

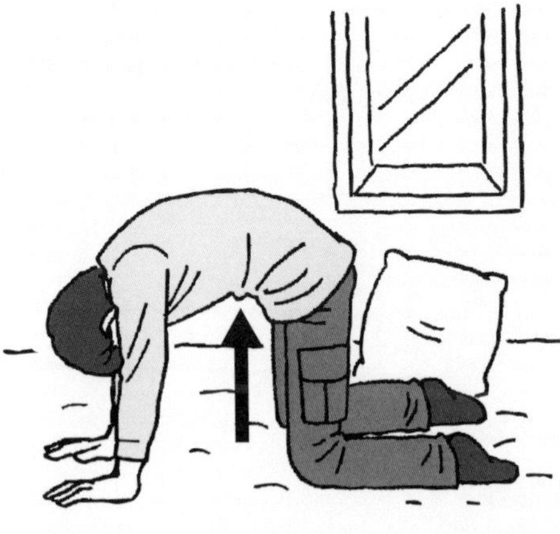

隨時可做的機會

●就寢前●起床後●看電視

❗重點

手腳略微施力，讓軀幹放鬆。

一整天坐在辦公室前工作、運動不足的生活持續的話，維持姿勢的背肌力會日益衰弱，然後姿勢會變更差。在一整天快結束時，利用這個伸展運動來好好伸展背部、肩膀、腹部和腰部。

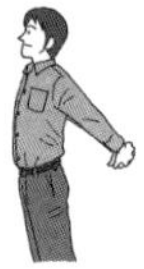

背部僵硬8
兩手在腦後互拉

各10秒×2次

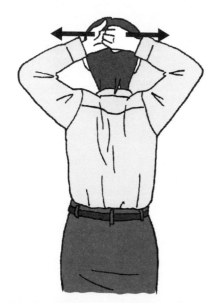

開始

背部伸直，縮小腹，收下巴，兩手在腦後做出鉤子狀。

活動

手肘往兩邊大大張開，肩胛骨往中間夾，兩手互拉十秒鐘。兩手互換，同樣的動作再做一次。

重點

注意腰部不要往後。

隨時可做的機會

●在辦公桌前工作●會議●咖啡館●等紅綠燈●看電視

在辦公桌前工作有些疲憊時，大家常常會把手交叉放在腦後，這時兩手確實在腦後交叉，做鍛鍊肩胛骨周圍與胸部的伸展運動。

【有效解決腰痛】
彎膝蓋的前彎伸展運動

15秒×3次

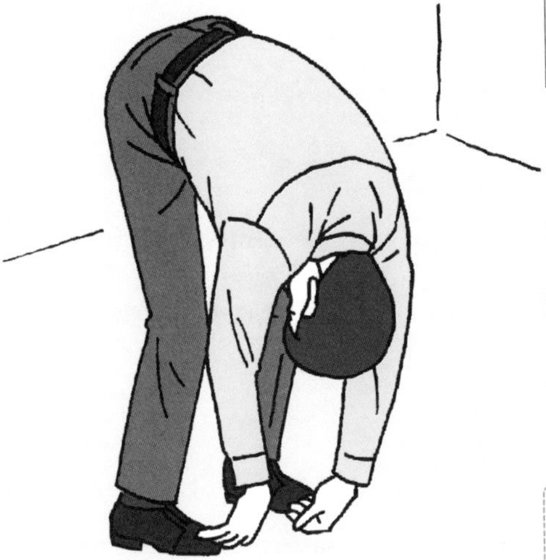

開始

雙腳打開與肩同寬，站穩，頭、頸、肩膀、雙手放鬆，膝蓋微彎，讓臀部、大腿後側、小腿緊繃的肌肉放鬆。

活動

慢慢吐氣，上半身放鬆，同時深深彎下腰，讓腰到背部伸展。

❗重點

做的時候膝蓋要微彎。

隨時可做的機會

●工作空檔●拿影印文件●看電視

●廚房●洗澡

坐著時前彎的姿勢給腰帶來的負擔，會是背部挺直站立時的兩倍（隨角度不同為1.4~2.75倍），這個伸展運動能夠將緊繃的腰、背脊一帶的肌肉放鬆，心情也會放鬆。

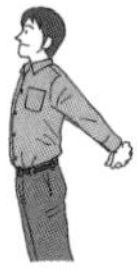

腰痛2
上半身往後的腹肌伸展運動

10秒×3次

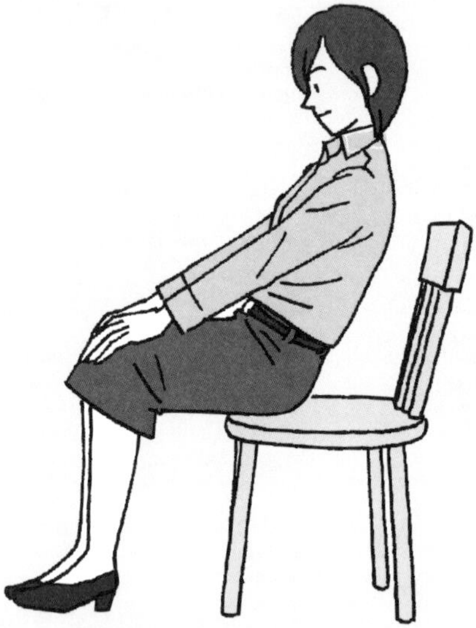

開始

椅子坐得淺一點，略微圓背，縮小腹。

活動

上半身慢慢往後倒，在快要倒下前停住，維持十秒鐘，然後再慢慢回復到原本的姿勢。

❗重點

要留意別讓腰部也隨之往後仰。

隨時可做的機會

●在辦公桌前工作●會議●電車中
●咖啡館●看電視

若是腹肌確實支撐腹部的話，對腰部造成的負擔就會變小，但實際狀況是腹肌運動難以持續。針對這一點，這個腹肌運動無論何時何地都能做。你邊打電腦時，也能邊輕鬆地做。

腰痛3
扭身打電腦的伸展運動

左右各60秒

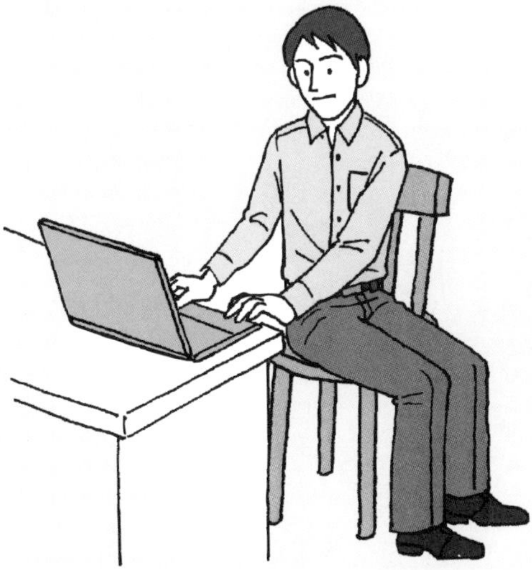

開始

兩腳並攏坐好，背部打直，縮小腹。以這個姿勢面對桌子，然後轉向旁邊。

活動

上半身面對辦公桌，扭轉身子，以這個姿勢打電腦。

❗重點

扭轉上半身時，兩個手肘要確實並排。

隨時可做的機會

●在辦公桌前工作●咖啡館●看電視

●洗澡●上廁所

側腹的肌肉（腹斜肌）是在扭轉上半身時會使用到的肌肉。長時間打電腦的話，會讓腰部一帶的肌肉緊繃，這也是造成腰痛的原因。我們來扭轉腰部，將腰部附近的肌肉放鬆一點吧。

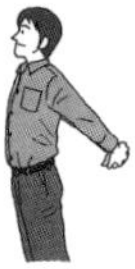

腰痛4
深呼吸、腰部放鬆伸展運動

30秒×2次

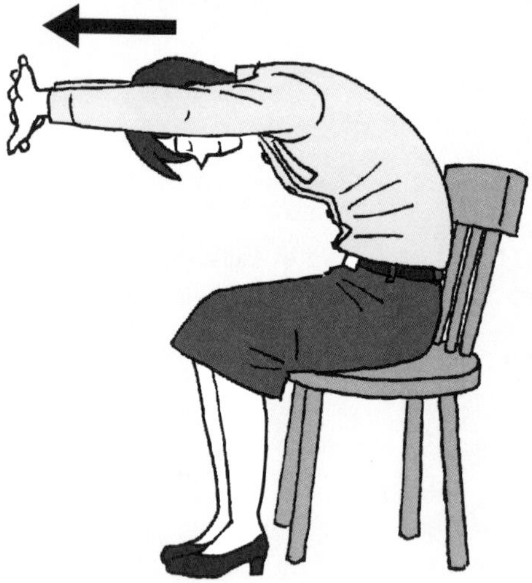

開始

在胸前雙手手心相對，十指互扣，慢慢吐氣，將手臂往前伸，伸展背部、腰部。

活動

將交握的雙手手心朝外翻，縮下巴，將頭放在雙手間，手臂盡可能往前伸展，閉上眼睛，放輕鬆。

❗重點
閉上眼，慢慢呼吸。

隨時可做的機會

●在辦公桌前工作●看電視●洗澡●上廁所

壓力也是造成腰痛的原因，此伸展運動在工作空檔時，簡單、一瞬間就能達到放鬆效果，我很推薦。請你靜靜深深地低下頭，好好感謝平常被過度使用的腰部吧。不可思議的是，原本焦躁不安的心情會慢慢變得平靜。

腰痛5
上半身側彎的伸展運動

左右各15秒×2次

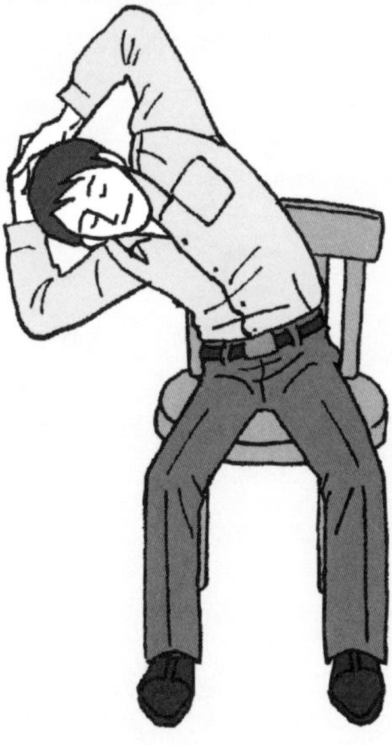

開始

坐在椅子上，背脊打直，縮小腹，雙手十指互扣放在頭上。

活動

慢慢吐氣，上半身往右邊彎，確實伸展左側腹，再慢慢回復原位。同樣動作另一邊也做一次。

重點

上半身往旁邊彎。

隨時可做的機會

●在辦公桌前工作●看電視

●洗澡●上廁所

能自然、輕鬆做隨時可進行的伸展運動是其基本。在上半身往旁邊彎時，會利用到側腹的肌肉（腹斜肌）。這個動作看起來好像在思考什麼事，其實它是解決腰痛的運動。

腰痛6
腿交叉、扭轉上半身伸展運動

左右各15秒×3次

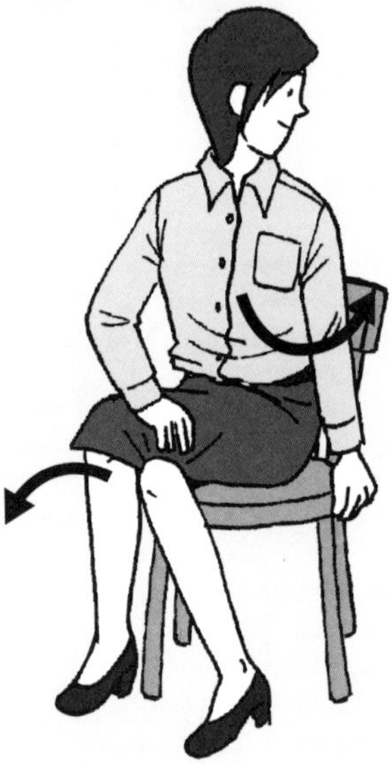

開始

左腳放在右腳上，右手放在左膝蓋的外側。

活動

交叉的兩腳往右側傾，右手輕壓左膝蓋，上半身往左側大扭轉。兩腳上下互換，同樣動作再做一次。

重點

上半身與腳往相反方向扭轉。

隨時可做的機會

●在辦公桌前工作●看電視●洗澡●上廁所

上半身慢慢做大扭轉，能夠伸展到腹部、腰部的肌肉，使血液循環變好。還能刺激大腸，能有效改善便祕。

腰痛7
擦玻璃交叉伸展運動

左右各60秒為目標

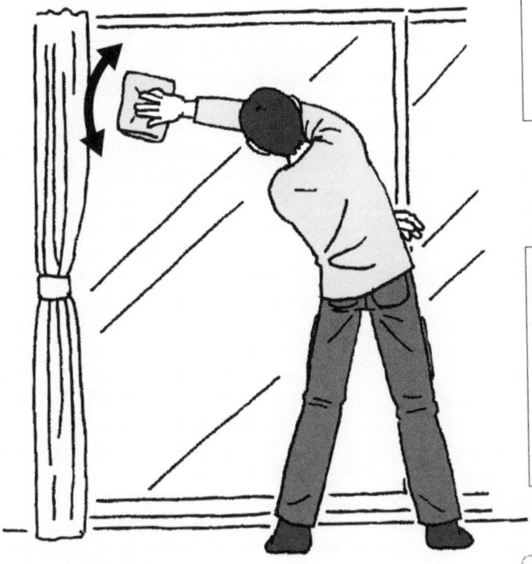

開始

面向玻璃，雙腳打開與肩同寬，背部打直，右手拿著抹布。右手盡量往左側抬高，左手伸向右下方，雙手在身體前面呈現交叉狀。

活動

肩膀大大來回擺動，從右上往旁邊畫圓般地擦拭。左右手交換，同樣的動作再做一次。

隨時可做的機會

●擦玻璃●打掃浴室

❗重點

做的時候動作要大。

在擦玻璃時，只要下點功夫，就能變成預防腰痛的伸展運動。當你集中精神徹底擦拭玻璃上的髒污，連身心都會感到舒暢。此運動也是針對肩膀和背部的伸展運動。

腰痛8
骨盆繞圈伸展運動

左右各5秒×6次

開始

雙腳打開與肩同寬，背部打直，縮小腹，兩手叉腰，用力縮小腹。

活動

將全身的力氣放掉，取得平衡，左右慢慢交互扭動骨盆。當骨盆往前繞圈時，要留意別讓腰太過往後仰，往後轉時要讓臀部突出。

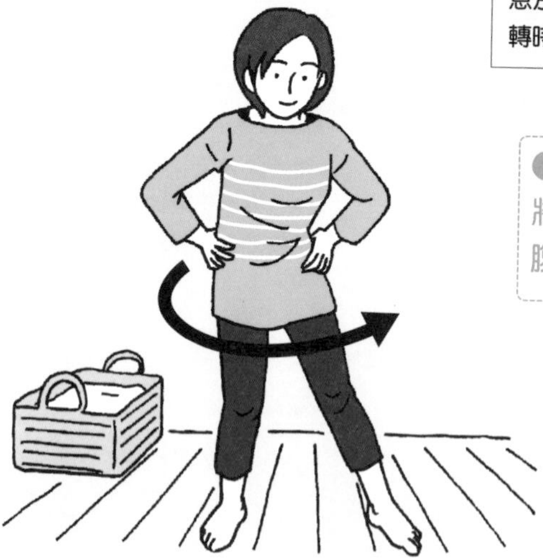

❗重點
將所有力氣只放在縮小腹上，其他都放掉。

隨時可做的機會
●看電視●廚房●晾衣服
●用智慧手機時

骨盆是由左右的髖骨（是由髂骨、坐骨、恥骨組成）、腰椎下面的薦椎和尾椎所組成的複雜骨骼結構，骨盆很容易歪斜，因此藉由這個伸展運動，讓骨盆一帶的血液循環變好，改善腰痛。

腰痛9
仰躺縮小腹的腹肌運動

30秒×2次

開始

彎曲膝蓋，仰躺，兩手放在下腹部的位置。

活動

慢慢吐氣，讓腹部凹陷，兩手輕壓下腹部，從腰到背都緊貼地板，維持這個姿勢。

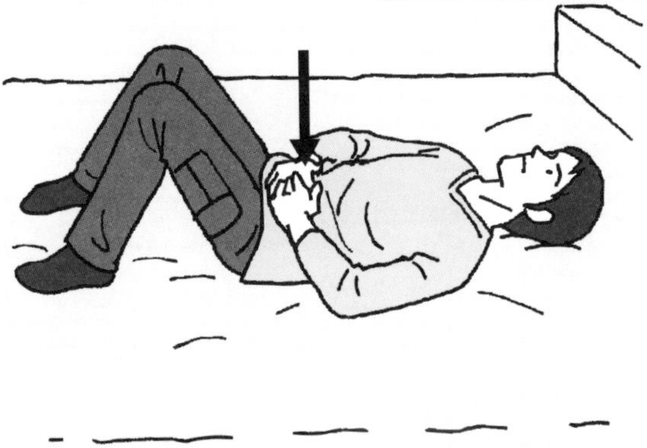

隨時可做的機會

●就寢前●起床後●看電視

❶重點

做運動時膝蓋要確實保持彎曲。

看起來似乎什麼都沒做，只要擺出這個姿勢，就能不給腰帶來負擔地鍛鍊腹肌，能預防並改善腰痛。

腰痛10
抱膝伸展運動

左右各15秒×3次

開始

仰躺，縮小腹。

活動

左膝彎曲，用兩手抱住，然後慢慢拉近胸前，讓臀部到腰部做伸展。左右腳互換，同樣動作再做一次。

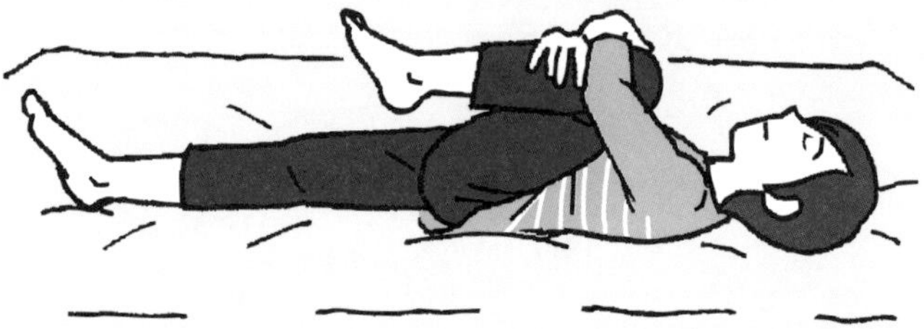

隨時可做的機會

●就寢前●起床後●看電視

❗重點

輕閉雙眼，靜靜地深呼吸。

腰部常處於緊繃狀態，是用兩腳行走的人類的宿命。在一天結束時，躺下來，全身放鬆，讓腰部一帶的緊繃放鬆吧。

腰痛11
海獅伸展運動

10秒×3次

開始

先趴下，手肘彎曲成直角，放在肩膀的位置。

活動

保持這個姿勢後，用手肘支撐，慢慢抬起上半身，從胸部到腹部做伸展，然後再確實將手打直，雙手支撐上半身，讓腰輕輕往後仰。

❗重點
腰部向後仰時，如果感到疼痛，就不要再做。

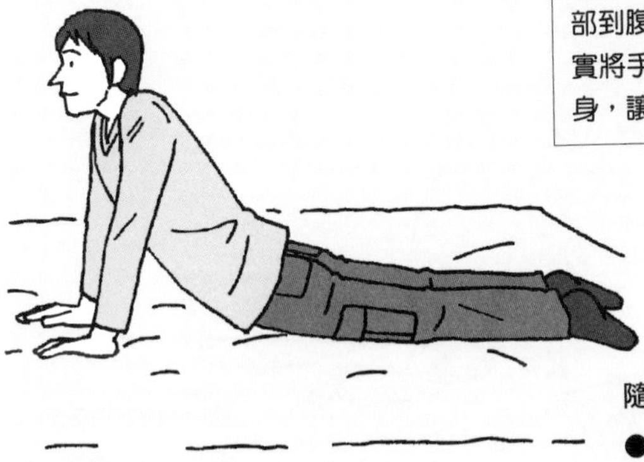

隨時可做的機會
●就寢前●起床後●看電視

要預防腰痛最重要的訣竅是讓慢慢硬梆梆的腰往後仰，使腰、胸和腹部都變得柔軟。趴躺在棉被上，想像海獅的姿態來做伸展運動吧。

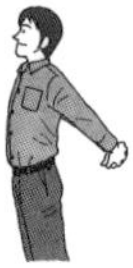

腰痛12
摺衣服扭轉運動

衣物10~20件

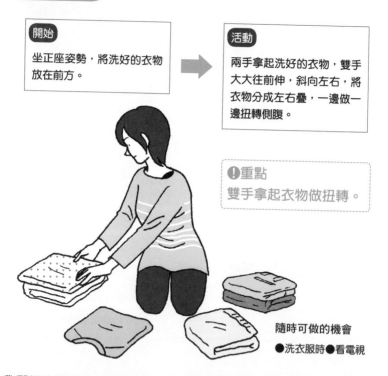

開始

坐正座姿勢，將洗好的衣物放在前方。

活動

兩手拿起洗好的衣物，雙手大大往前伸，斜向左右，將衣物分成左右疊，一邊做一邊扭轉側腹。

重點

雙手拿起衣物做扭轉。

隨時可做的機會

●洗衣服時●看電視

我們摺來將衣服也變成能做伸展運動的時間吧。請你一邊扭轉上半身，一邊將衣服分類疊起，光這樣做就能伸展側腹的肌肉，預防腰痛。也能有效改善末梢血液循環不良與便祕。

【有效解決膝痛】
膝蓋後側的伸展運動

左右各30秒×2次

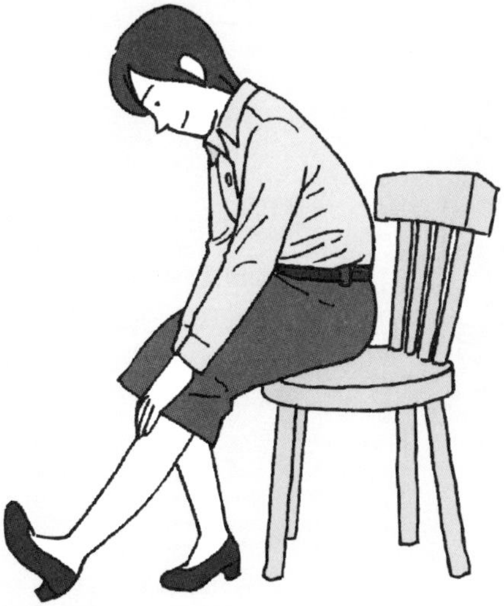

開始

椅子坐淺一點，左腳往前打直，將後腳跟放在地上，腳尖往上立起，雙手輕放在膝蓋上。

活動

背脊打直，上半身略微往前彎，確實伸展膝蓋後側。如果還有餘力，可以再往前傾，兩手伸至腳尖。左右腳交替，同樣動作再做一次。

隨時可做的機會

●在辦公桌前工作●講電話

●咖啡館●看電視●上廁所

❗重點

要有意識地將膝蓋打直鍛鍊。

長時間坐在辦公桌前工作，便常會維持膝蓋彎曲的姿勢，這是膝蓋一帶血液循環變差、造成膝痛的原因。在別人看不到的桌底下能當作個人的運動中心，若無其事地來伸直膝蓋吧。而且做這個運動也可以預防跌倒。

膝痛2
水平伸直膝蓋運動

左右各10秒×3次

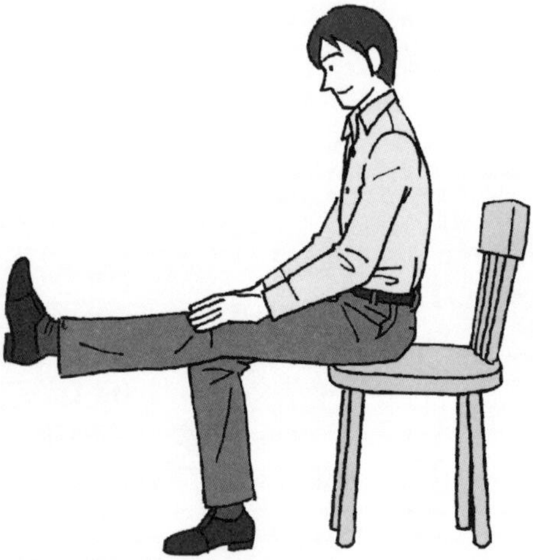

開始

椅子坐淺一點，雙手輕放在膝蓋上，左腳往前打直。

活動

左腳慢慢抬到水平位置上，將腳尖立起，膝蓋用力，維持十秒鐘。左右腳互換，同樣動作再做一次。

❗重點

注意腰和背部不要往後仰。

隨時可做的機會

●在辦公桌前工作●開會時●刷牙時

●看電視●上廁所

長時間坐著工作，會使支撐膝蓋的大腿前側肌肉（大腿四頭肌）的肌力衰弱，這也是造成膝痛的原因。一般步行時，膝關節承受的力量是體重的兩倍；而跑步時，則承受體重五倍的力量。因此我們要鍛鍊大腿四頭肌，讓膝蓋所承受的負擔少一點。

膝痛3
前彎膝蓋後側伸展運動

15秒×3次

開始

雙腳打開與肩同寬，膝蓋打直，上半身放鬆。

活動

慢慢彎腰，伸展膝蓋後側與大腿內側。再慢慢吐氣，然後彎得再低些，靜止不動。

❗重點

膝蓋打直後，將腰往下彎。

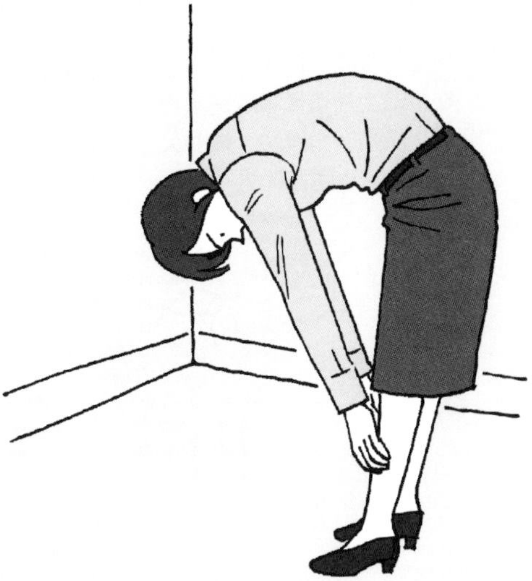

隨時可做的機會

●工作空檔●看電視●洗澡時

這是伸展膝蓋後側、大腿後側肌肉最具代表性的伸展運動，而且也能讓臀部的肌肉變鬆一點。如果你希望能過著不須靠人照護的生活，就請好好地做伸展運動吧。

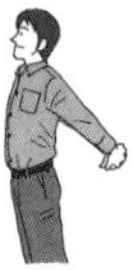

膝痛4
屈伸膝蓋伸展運動

屈伸60秒

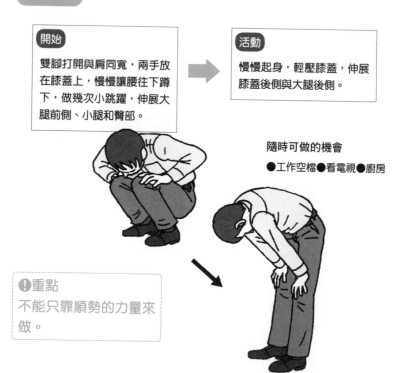

開始

雙腳打開與肩同寬，兩手放在膝蓋上，慢慢讓腰往下蹲下，做幾次小跳躍，伸展大腿前側、小腿和臀部。

活動

慢慢起身，輕壓膝蓋，伸展膝蓋後側與大腿後側。

隨時可做的機會

●工作空檔●看電視●廚房

❗重點
不能只靠順勢的力量來做。

屈伸膝蓋是利用身體體重加做動作的躍動式伸展運動。我們藉由伸展大腿前後、臀部等腳和腰的大肌肉，來預防膝痛吧。

膝痛5
橫向大腿伸展運動

左右各30秒×2次

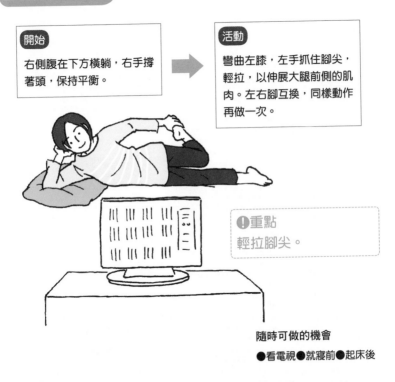

開始

右側腹在下方橫躺，右手撐著頭，保持平衡。

活動

彎曲左膝，左手抓住腳尖，輕拉，以伸展大腿前側的肌肉。左右腳互換，同樣動作再做一次。

重點
輕拉腳尖。

隨時可做的機會

●看電視●就寢前●起床後

看電視時正好是邊做運動的機會！因為你會長時間在一個地方不動，最適合做伸展運動。請確實伸展支撐膝蓋的大腿四頭肌，來預防膝痛吧。

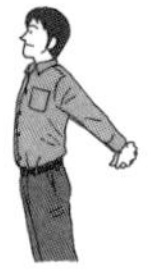

膝痛6
膝蓋互壓伸展運動

60秒×2次

開始

坐在椅子上，雙手輕放在膝蓋上或桌上，背部打直，縮小腹。

活動

雙腳腳踝與膝蓋並攏，維持這個姿勢不動。

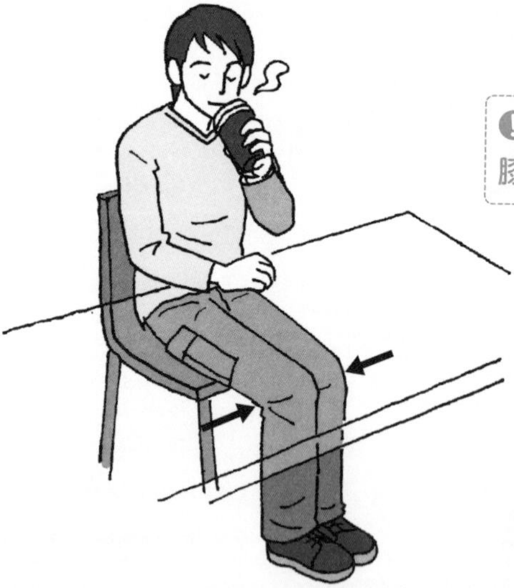

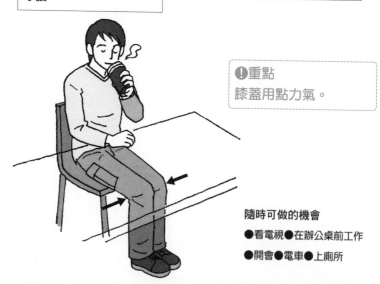

❗重點
膝蓋用點力氣。

隨時可做的機會
●看電視●在辦公桌前工作
●開會●電車●上廁所

這是無須在意他人目光、隨時隨地可做的最具代表性伸展運動。這個運動能鍛鍊大腿內側肌肉（股內側肌），預防、改善膝痛。

膝痛7
搖動膝蓋

1秒做2次，做60秒

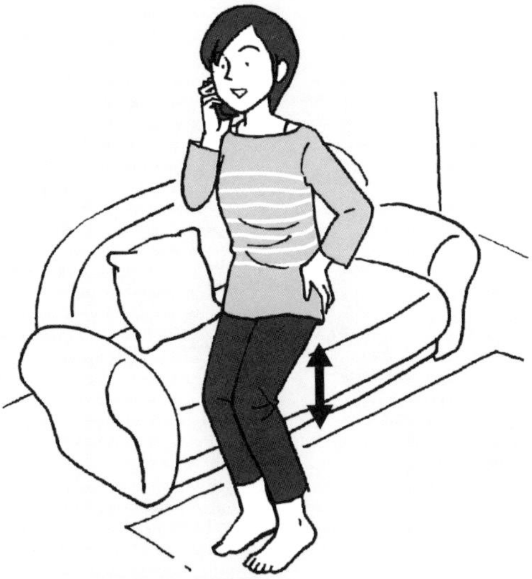

開始

雙腳並攏站立，背部打直，縮小腹。

活動

以一秒做兩次的節奏，有韻律地上下搖動膝蓋。

❗重點

注意不要讓膝蓋比腳尖還要前面。

隨時可做的機會

●刷牙時●講電話●看電視

●用吸塵器打掃●晾衣服

這個伸展運動對膝蓋的負擔很小，所以非常推薦給有膝痛困擾的人、肥胖者和高齡者。它能讓擔任膝蓋緩衝物的軟骨更強健，預防變形性膝蓋關節炎。

膝痛8
腳交疊後壓運動

左右各10秒×3次

開始

椅子坐淺一點，上半身略往後倒，兩手放在大腿上，雙腳稍微抬高，將腳踝交叉。

活動

下面的那隻腳往上方施力，上面的那隻腳往下方施力，兩腳互推，維持十秒鐘。左右兩腳互換，同樣動作再做一次。

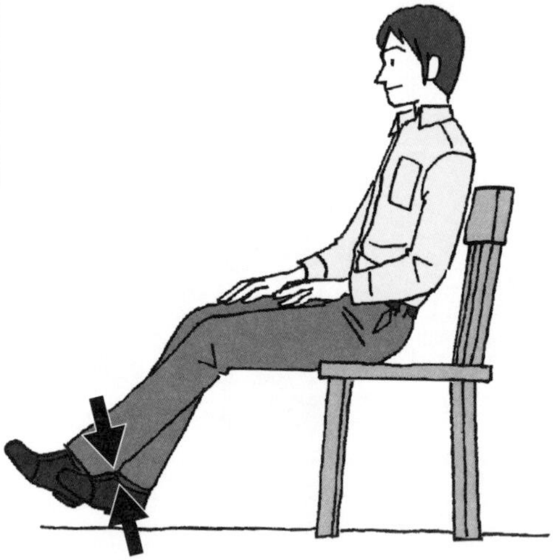

❗重點
做運動時要留意腰別後仰。

隨時可做的機會

●在辦公桌前工作●開會●電車裡
●咖啡館●看電視

膝蓋不好的人會避免運動，但如此一來膝蓋周圍的肌肉會日益衰弱。這個運動不會給膝蓋帶來負擔，能鍛鍊大腿前後等膝蓋附近的肌肉。

【改善O型腿的伸展運動】
夾抱枕的伸展運動

夾抱枕30秒

壓抱枕10秒×5次

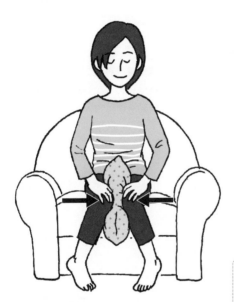

隨時可做的機會

●看電視●在辦公桌前工作●上廁所

開始

椅子坐淺一點，背部打直，雙腳打開與肩同寬。

活動

雙膝間夾一個厚的抱枕（坐墊），維持三十秒。接著用力壓抱枕，維持十秒鐘。

❗重點

做運動時要將意識放在大腿內側的肌肉。

請你將腳踝內側併攏，站直，如果膝蓋間有超過兩指的寬度，左右小腿無法併攏的話，那你可能就有O型腿的情形。藉由這個伸展運動，來鍛鍊最易衰弱的大腿股內側肌，改善O型腿吧。

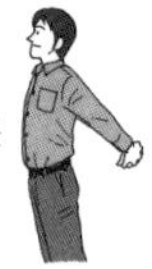

O型腿2
腳交叉往側邊抬高伸展運動

左右各10次

開始

兩手放在桌邊或廚房流理台上，背部打直，縮小腹，身體保持穩定。

活動

右腳往左腳方向交叉，朝左側慢慢抬高，有意識地在內轉肌施力。左右腳互換，同樣動作再做一次。

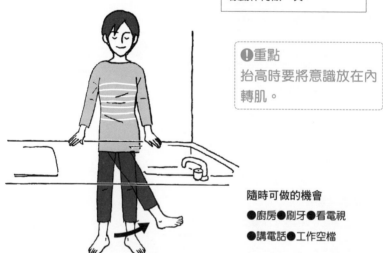

❗重點

抬高時要將意識放在內轉肌。

隨時可做的機會

●廚房●刷牙●看電視

●講電話●工作空檔

因為這個伸展運動是站著做的，所以隨時隨地都能輕易做到，且能好好鍛鍊支撐膝蓋的大腿股內側肌（大腿內側）。

O型腿3

拉吊環緊縮大腿內側

10秒×3次

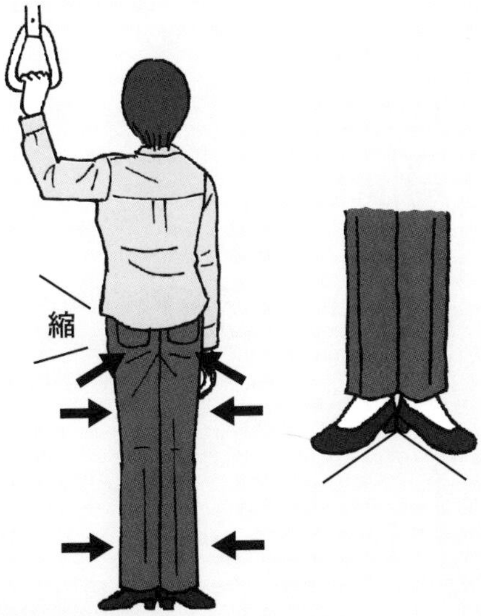

開始

抓住吊環，讓身體穩定，背部挺直，縮小腹，左右兩腳的後腳跟靠在一起，腳尖打開呈現直角狀。

活動

左右後腳跟、小腿、膝蓋、大腿內側一起用力緊貼住。

❗重點

臀部用力的話，大腿內側就比較容易用力。

隨時可做的機會

●電車裡●拿影印文件●講電話

●刷牙時●廚房

在通勤電車裡長時間站立時，自然地將大腿緊貼在一塊吧。這可以預防、改善O型腿，還具有讓臀部變緊實的效果。

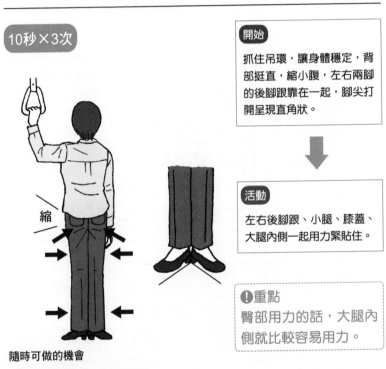

O型腿4
走一直線

5~10分

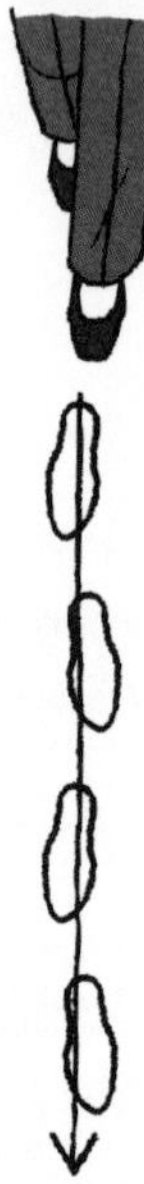

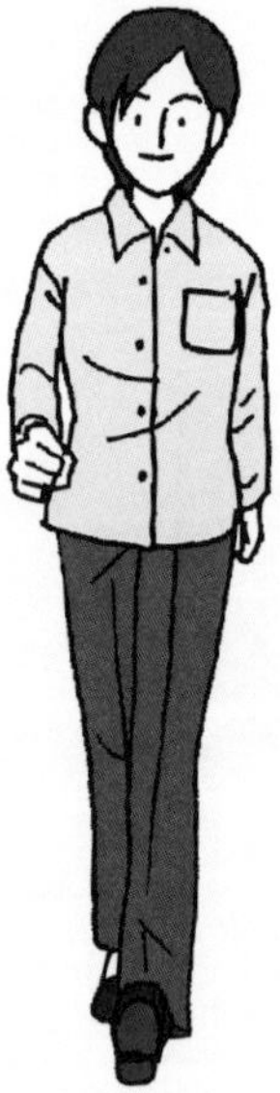

開始

略收下巴，肩膀放鬆，背部打直，像是穿有點緊的褲子般地縮小腹。

活動

比平常走路的步伐加大約五至十公分，有意識地走一直線，想像兩個膝蓋可能略微碰觸。

重點

想像兩個膝蓋略微碰觸地走在一直線上。

隨時可做的機會

●通勤●移動●買東西●散步

當你步行通勤或買東西時，來養成走一直線的習慣吧。伸展大腿內側，不僅能矯正O型腿，還能消耗很多熱量。

【預防跌倒】
腳尖上下的伸展運動

腳尖上下動，左右各20次

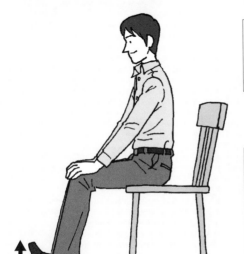

隨時可做的機會

●在辦公桌前工作●開會時●咖啡館

●看電視●上廁所

伸展小腿，左右各15秒

開始

椅子坐淺一點，雙腳打開與肩同寬，略微往前伸出去。

活動

左右腳跟確實踩在地上，只有腳尖有節奏地上下動。接著兩腳往後拉，將腳趾頭壓在地上，讓腳尖休息，然後伸展腳踝到小腿。

❗重點

盡可能將腳尖抬高。

一般跌倒的情況約百分之六十至七十都發生在家裡的樓梯，或腳踢到電線、坐墊、棉被、雜誌、報紙等造成的，這個伸展運動是活絡腳尖與小腿的動作，目標是一生不用拐杖。

預防跌倒2
椅上走路

每秒走一步的節奏，走60秒

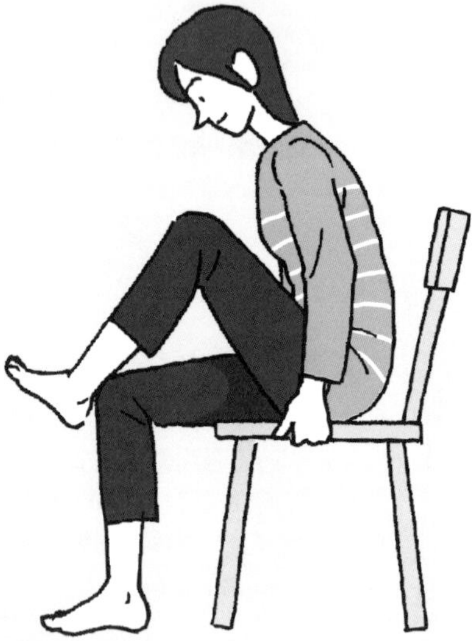

開始

椅子坐淺一點，上半身略往前傾，縮小腹，兩手輕輕抓住椅子兩側。

活動

以這個姿勢，以一秒鐘一步的節奏，左右兩腳交替將膝蓋抬高放下。

❗重點

盡可能將腳尖抬高。

隨時可做的機會

●看電視●上廁所●在辦公桌前工作

隨著年紀增長，使膝蓋抬高的腰前肌肉（大腰肌）會退化，便容易跌倒。如果坐在椅子上走路，不會給膝蓋帶來負擔。確實走路來鍛鍊股關節的肌肉，藉由「踩四股」（相撲力士的基本動作，左右兩腳交替高舉，用力踩地）來改善容易跌倒的情況。

預防跌倒3
跨大步用吸塵器的伸展運動

左右各30秒×2次

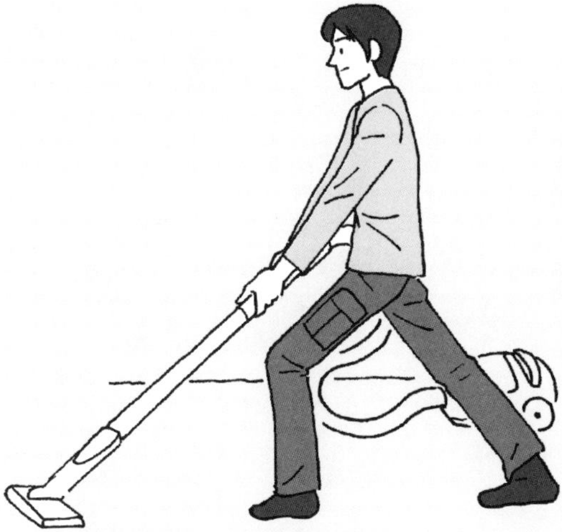

隨時可做的機會

●用吸塵器時●看電視

開始

兩手拿著吸塵器，背部打直，縮小腹。

活動

左腳多踏出一步，膝蓋彎曲呈直角，使用吸塵器。吸地吸了十秒鐘後，換右腳在前面，同樣動作再做一次。

!重點

後腳跟不要抬起，讓腳底全都做到伸展。

如果久坐、運動不足的生活持續，將會使支撐身體的大腿前側、小腿、臀部的肌肉退化，變得容易跌倒。利用這個伸展運動，一邊使用吸塵器一邊鍛鍊大腿四頭肌，來提升你身體的平衡。

預防跌倒4
拉吊環紅鶴運動

左右各30秒×3次

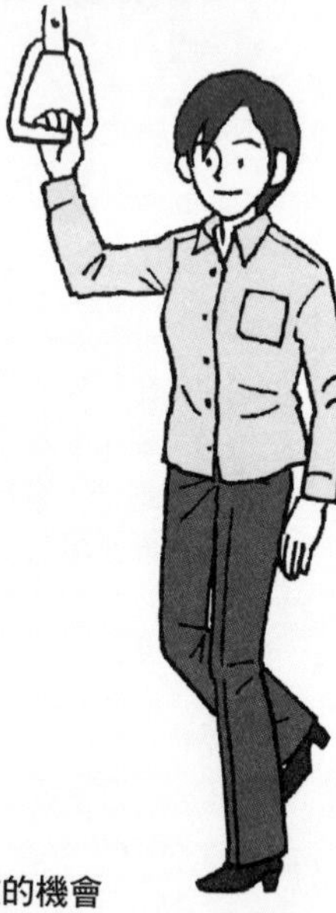

開始

抓著吊環，背部打直，縮小腹。

活動

略抬起右腳，作為軸心的左腳膝蓋稍微彎曲，用單腳站立，保持平衡。左右兩腳互換，同樣動作再做一次。

重點

輕抓住吊環，一邊保持平衡一邊做。

隨時可做的機會

●電車裡●拿影印文件●打電話
●看電視●廚房

足腰的肌肉若衰弱，會造成動作不靈活，容易失去平衡感，就容易跌倒。利用單腳站立來鍛鍊平衡感，是最適合的運動。你只要抓著電車或公車裡的吊環，這是簡單就能做到的運動。

第四章

強健體質與恢復年輕

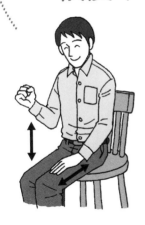

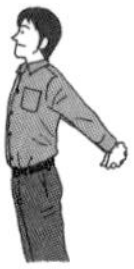

隨時可進行的伸展運動能讓身體恢復年輕

這一章介紹的「健康伸展運動」實踐篇，它能夠預防體質不良與生活習慣病、防止老化、恢復年輕。

首先從「有效改善末梢血液循環不良與水腫的伸展運動」開始。水腫與末梢血液循環不良有關聯性，因為水腫，而使得水分聚積在皮下組織，造成身體冰冷、血液循環不良、累積多餘的水分和廢物，於是易成水腫。藉由改善末梢血液循環不良與水腫，肩膀僵硬、腰痛、膝痛也會得以改善。

「有效改善睡眠障礙的伸展運動」是消除白天緊張的伸展運動。在睡前一至兩小時做小小的伸展運動，有助於入眠與好眠。

「改善代謝症候群與對減重有幫助的伸展運動」則是加入肌肉訓練和走路效果的運動所組成。將你的體質改造成易燃燒脂肪、去除鬆弛、提升新陳代謝的「瘦子體質」。還有，你只要做「有效改善臉部鬆弛的伸展運動」，還可以消除臉部水腫，壓力也一掃而空。

「有效活化大腦的伸展運動」則是能讓一部分的神經細胞新生、活化大腦運作的最佳方法。你只要帶著笑容做，就具有防止神經細胞死去的效果，也可以嘗試稍微複雜一點的動作。

中高年齡者最怕的就是在平日生活或運動時受傷。一旦扭傷或骨折，就容易變成陷入代謝症候群或生活習慣病的情況。在運動的前後做「有效預防受傷的伸展運動」，便能防止受傷的發生。

「每日健康伸展運動課程」則是包括全身的肌肉，隨時隨地立即能做的運動。將做這個運動變成每天的習慣，能預防體質不良，還能實現「一生精力充沛、健康快樂的人生」。

【有效改善末梢血液循環不良與水腫】
後腳跟上下動&伸展運動

後腳跟上下動30次

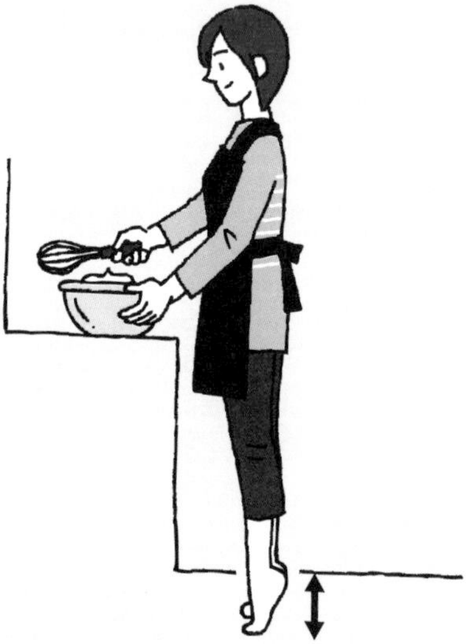

隨時可做的機會

●工作空檔●廚房●車站

●等紅綠燈●搭電梯

伸展小腿，左右各15秒

開始

背部打直，縮小腹，雙腳打開略寬，膝蓋打直。

活動

雙腳一起以一秒鐘一次的節奏讓後腳跟上下動，然後單腳往前一步，用腳尖站立，腰部往後拉，從阿基里斯腱到小腿都做到伸展。兩腳互換，同樣的動作再做一次。

❗重點
做運動時膝蓋要打直。

小腿的肌肉被稱為「第二個心臟」，擔任將血液、淋巴從末端送回心臟的幫浦工作。藉由這個伸展運動消除末梢血液循環不良和水腫，而且還能預防膝痛與跌倒。

末梢血液循環不良與水腫2
大腿往上伸展運動

左右各30秒×2次

開始

右膝蓋伸直，左膝彎曲，以單腳正坐的姿勢，然後以這個姿勢，左後腳跟放在臀部外，兩手放在背後，支撐上半身。

活動

上半身往後倒，膝蓋貼在地面上，伸展左大腿前側。左右腳互換，同樣動作再做一次。

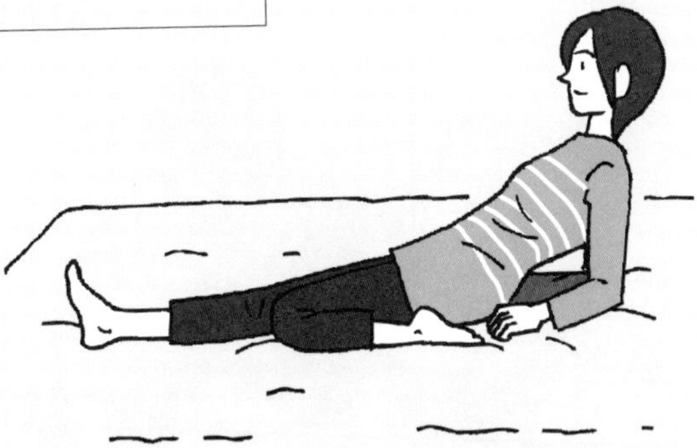

隨時可做的機會

●就寢前●起床時●看電視

❗重點

膝蓋要確實貼在地面。

大腿是下半身面積最大的肌肉，站立、走路與工作時，大腿都得努力工作。在一天結束時，藉由這個伸展運動，好好「修復」大腿前側，消除水腫，別讓疲勞留到明天。

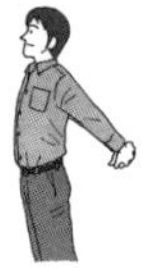

末梢血液循環不良與水腫3
半開腳伸展運動

左右各60秒×3次

開始

以開腳姿勢坐在地板上，左膝彎曲，將左腳後腳跟拉至前面，以單腳盤坐的姿勢。右膝伸直，腳尖立起。

活動

背部打直，慢慢吐氣，雙手在地板上滑動，將上半身往前倒，然後雙手手掌大大張開，身體往前彎。左右腳互換，同樣動作再做一次。

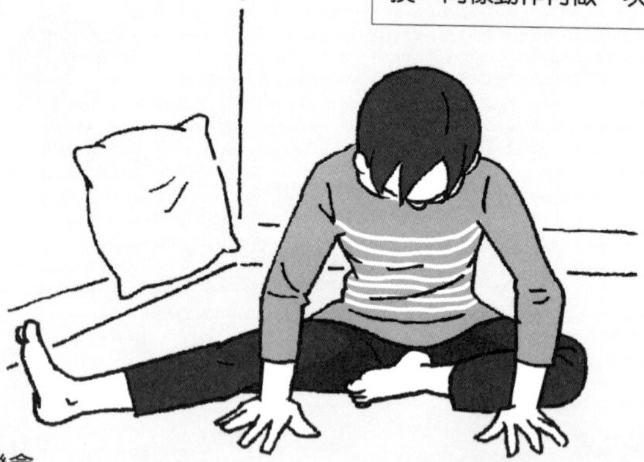

隨時可做的機會

●就寢前●看電視●起床時

!重點
不要勉強彎曲，要分幾次做伸展。

隨著年紀增長，髖關節周圍的肌肉會失去彈性，利用這個伸展運動大大打開腳，刺激一下平日生活不太會用的大腿後側與內側，伸展一下大腿根部，讓血液循環變好。

末梢血液循環不良與水腫4
踢&搖擺伸展運動

60秒

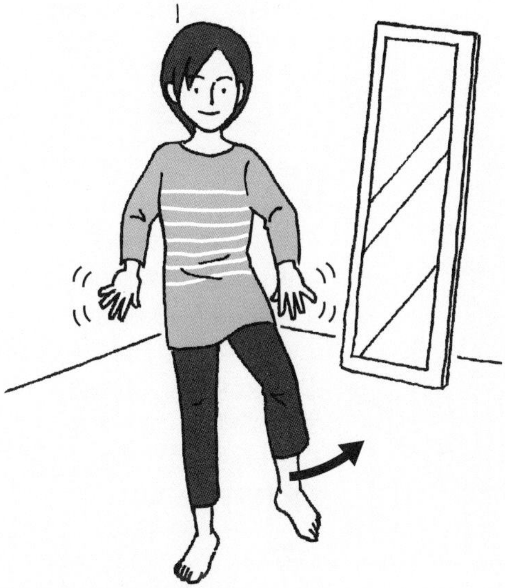

開始

雙腳打開比肩略寬，全身放鬆。

活動

將腳踝、膝蓋的力氣放掉，一邊平衡身體，一邊有節奏地左右腳交替踢。手也上下前後左右自由地甩動。

重點

朝各個不同方向踢。

隨時可做的機會

●工作空檔●看電視●在廚房

此運動能使末端的毛細血管和淋巴循環變得更好，能改善水腫的體質，消除末梢血液循環不良的狀況。放掉腳踝、膝蓋、肩膀的力氣，連手指頭也一起甩動，將全身都放鬆吧。

【有效紓解壓力】
手腕上下互壓運動

前後各10秒×3次

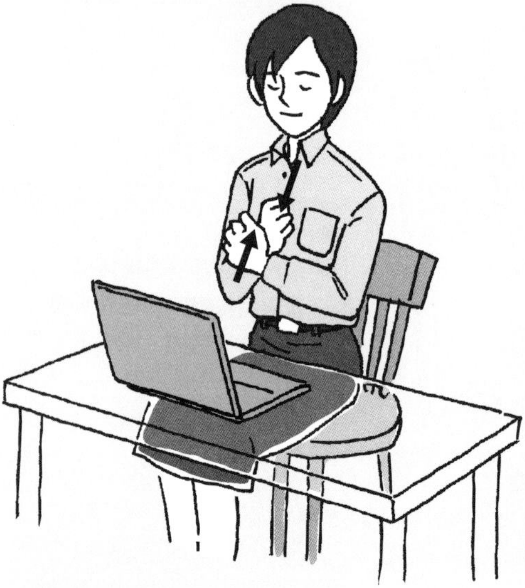

開始

背部打直，縮小腹，雙手在胸前緊握，手腕上下交叉。

活動

下面的手腕在前方就像大力水手卜派般將手臂彎曲使力（刺激雙手手腕的前側），上面的手腕則朝下面手腕使力，從上往下壓（刺激雙手手腕的後側），維持不動，互壓十秒鐘。上下手互換，同樣動作再做一次。

隨時可做的機會

●在辦公桌前工作●拿影印文件

●電梯裡●看電視●洗澡時

❶重點

像是要將壓力壓碎般，雙手使力緊握。

當你沒來由地覺得疲倦、完全不想工作、感到焦躁不安時，那就集中精神，雙手用力地做，讓心情變舒暢吧。坐在辦公桌前工作時，能不被其他人注意到、若無其事地做這個運動。

壓力2
下彎放鬆伸展運動

30秒×2次

開始

椅子坐淺一點，雙腳大大打開，雙眼輕閉，肩膀放鬆。

活動

一邊吐氣一邊放鬆上半身，像是脊椎一節一節彎曲般慢慢將上半身往下彎。起身時不能太猛，要慢慢起身。

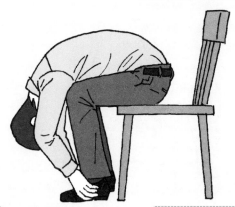

隨時可做的機會

●在辦公桌前工作●看電視●上廁所

❗重點

做運動時雙眼輕閉。

坐在辦公桌前工作，會讓背部、腰部的肌肉持續在緊繃的狀態。在工作的空檔，可以做一下拉筋伸展運動，讓腰部一帶放鬆，心情也會跟著放鬆下來。

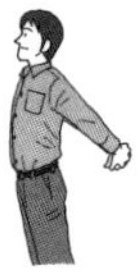

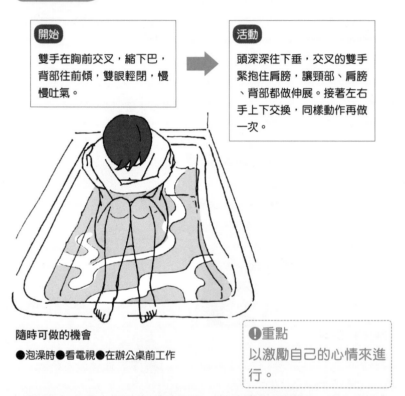

壓力3
擁抱自己放鬆

各15秒×3次

開始

雙手在胸前交叉，縮下巴，背部往前傾，雙眼輕閉，慢慢吐氣。

活動

頭深深往下垂，交叉的雙手緊抱住肩膀，讓頸部、肩膀、背部都做伸展。接著左右手上下交換，同樣動作再做一次。

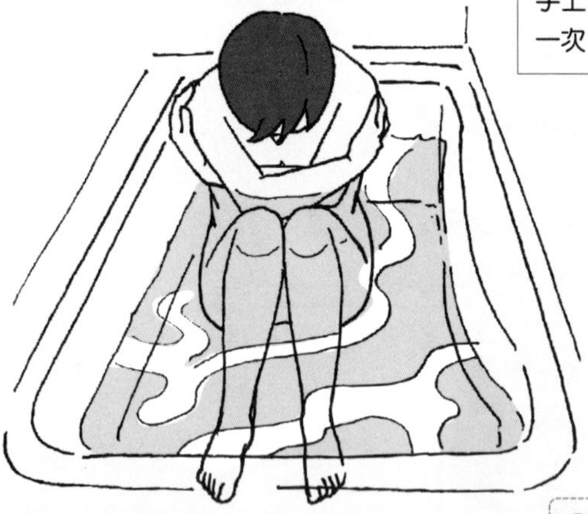

隨時可做的機會

●泡澡時●看電視●在辦公桌前工作

❗重點
以激勵自己的心情來進行。

因為壓力造成心情不安定時，你可以雙手抱著雙肩，好好支持自己。在放鬆泡澡時來做，放鬆的效果更佳。此方法對於頸部、肩膀、背部的僵硬也很有成效。

壓力4
椅子上慢跑

10秒猛衝+10秒踩踏×3次

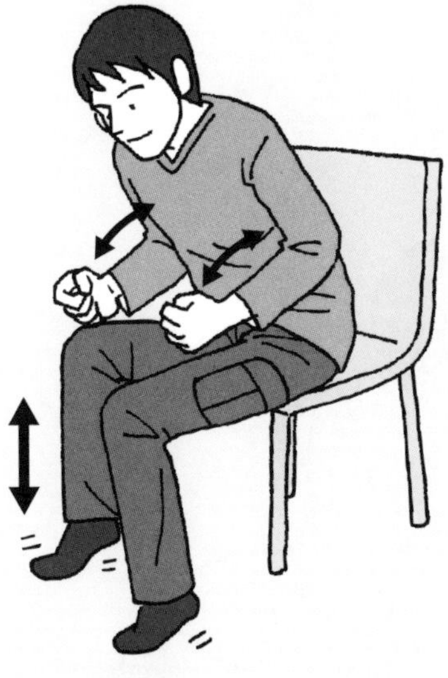

隨時可做的機會

●看電視●在辦公桌前工作

開始

椅子坐淺一點，想像在猛衝般做出略微前傾的姿勢，兩個手肘彎曲，貼在側腹。

活動

用腳尖快速踏地，雙手配合腳的動作敏捷地擺動十秒。等到「十秒猛衝」做完後，放慢速度，做「十秒慢慢踩踏」，然後動複此組合做。

❗重點

做猛衝時用腳尖踩，做踩踏時整個腳底都要落地。

因為壓力過大，覺得自己快被壓垮時，這個全身運動會讓你心中的不安一掃而空。雖然是有點辛苦的運動，但坐在椅子上做，對膝蓋和腰部的負擔比較小。

【有效改善睡眠障礙】
盤坐腳掌緊貼的伸展運動

30秒×3次

開始

盤坐，讓兩個腳掌相對，雙手將雙腳包覆住。

活動

閉上眼睛，慢慢吐氣，上半身往前傾，將兩個膝蓋貼近地板，不要引起反動力，伸展股關節一帶。

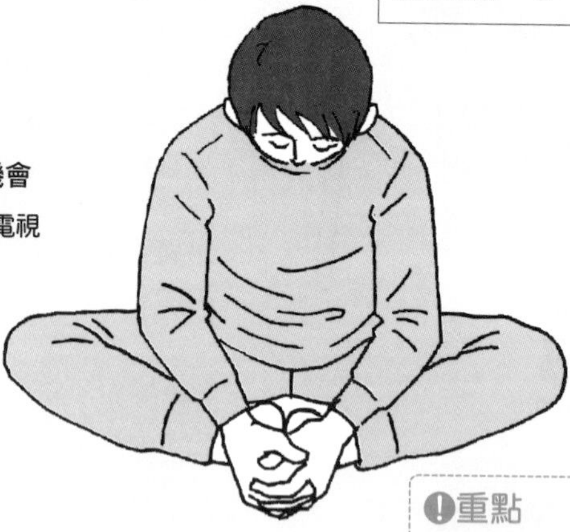

隨時可做的機會

●就寢前●看電視

❗重點

閉上雙眼，慢慢吐氣，心情放鬆後再做。

閉上雙眼，慢慢呼吸後，心情也會平靜、穩定下來。這個伸展運動會伸展到大腿內側、髖關節的肌肉，還能使骨盆附近的血液循環變好，也能有效改善末梢血液循環不良與水腫。

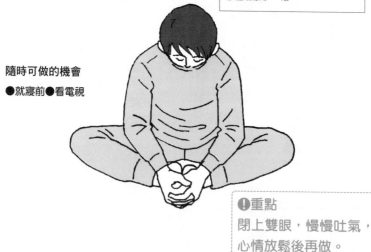

睡眠障礙2
倒膝蓋伸展運動

左右各30秒×3次

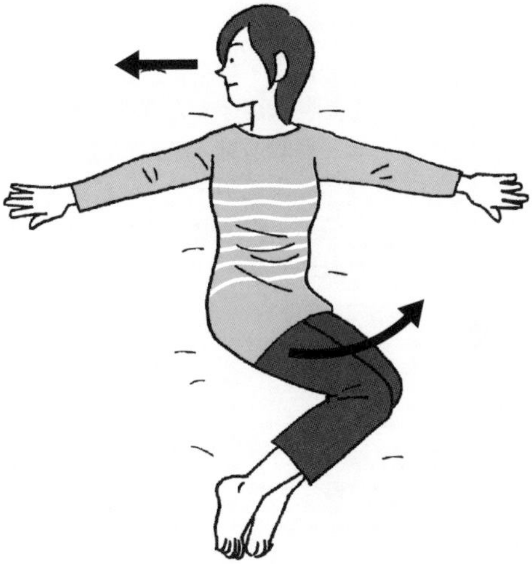

開始

仰躺在地板上，雙手往旁邊打開，縮小腹，雙膝立起。

活動

雙膝並攏，然後往左側倒下，頭轉向右邊。另一邊也做同樣的動作。

❗重點

在做運動時，肩膀不要離開地面。

隨時可做的機會

●就寢前●看電視

長期處於壓力下，不僅心情上會緊張，肌肉也會是緊繃的狀態。在這種情況下入睡，也無法熟睡，睡醒後反而變得更糟。所以在睡前約一小時，來伸展一下腰部附近的肌肉吧。還能有效的預防和改善末梢血液循環不良、水腫與便祕。

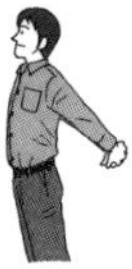

睡眠障礙3
大字型、一直線伸展運動

各30秒

開始

以仰躺的姿勢，雙手雙腳完全張開，呈「大字型」。

活動

手心向上，腳尖朝上立起，從胸部到腹部大大打開。接著將雙腳並攏，腳尖伸直，雙手高舉過頭，呈「一直線」姿勢，從頭頂到腳尖都很舒服地伸展。

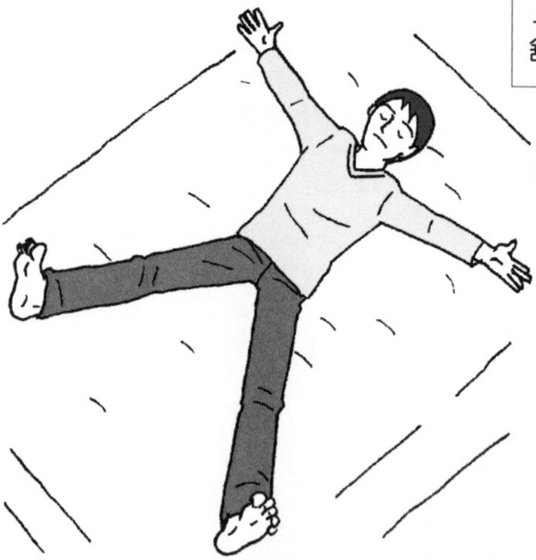

隨時可做的機會

●起床時

❗重點

要有意識地讓身體每一處都做到伸展。

如果睡醒後狀況不佳，不僅無法精神奕奕，一整天也會處於恍惚的狀態，心情不佳。起床後，來將全身僵硬的肌肉伸展一下，讓血液循環變好，將身體切換成活動模式。

睡眠障礙4
手腳甩動伸展運動

15秒×3次

開始

仰躺，全身放鬆。

活動

雙手雙腳往上抬高，手腕、肩膀、腳踝、膝蓋、髖關節放鬆，小幅度地搖晃。

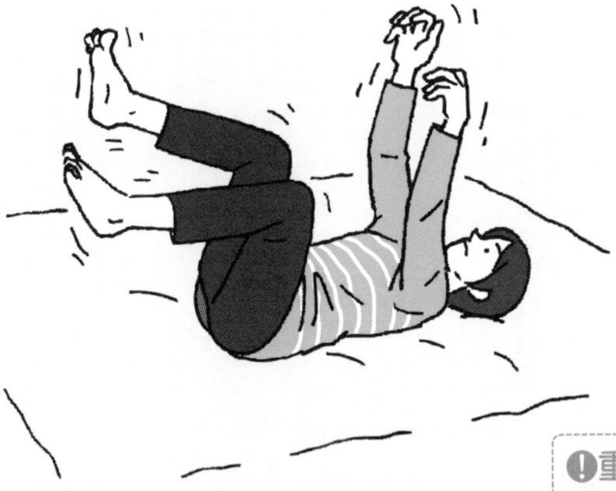

隨時可做的機會

●就寢前●看電視

❗重點

盡可能小幅度快速地搖晃。

在剛洗好澡，身心都很舒服的時候做此伸展運動，全身末端的血液、淋巴的循環會變好，壓力消除後，睡眠品質會變得更好。也能有效改善末梢血液循環不良、水腫、慢性疲勞等，改善體質。

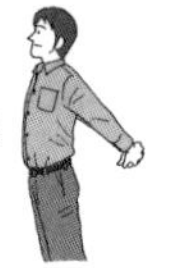

【改善代謝症候群與幫助減重】
空氣椅運動

從椅子上起身、坐下時隨時可做

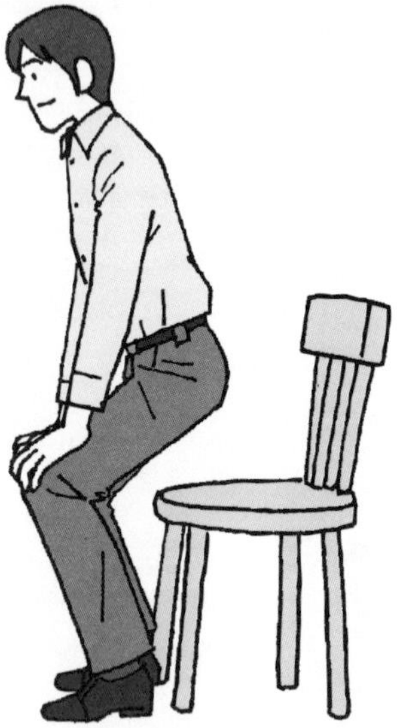

隨時可做的機會

●在辦公桌前工作●看電視●上廁所

開始

椅子坐淺一點，背部打直，縮小腹，雙手放在大腿上。

活動

上半身盡量不要往前傾，只有下半身用力，直直站起，坐下時不要太用力，要慢慢往下坐。如果還有餘力，將臀部略抬高，以半蹲姿勢，靜止兩秒後站起，停止兩秒後坐下。

❗重點

做運動時上半身盡量不要往前傾。

在你感嘆「一整天都坐著、運動不足」之前，從椅子上起身、坐下時，就想這是「做伸展運動的機會」。背部挺直，做半蹲姿勢後稍微靜止不動，這是對大腿前後與臀部很有效果的深蹲運動。

代謝症候群&減重2
深蹲晾衣服

晾10~20件

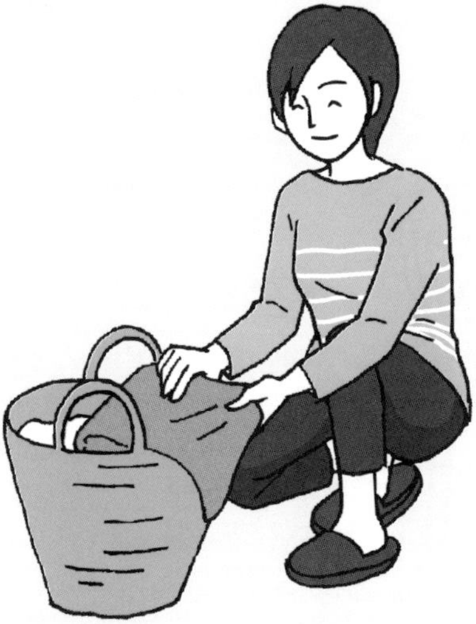

開始

將洗衣籃放在地上，背部打直，縮小腹，單腳往前跨出半步。

活動

背部伸直，膝蓋彎曲，花兩秒鐘慢慢蹲下，雙手拿一件洗好的衣物，花兩秒鐘慢慢站起，視情況交換前後腳。

❗重點

不要彎下腰去拿。

隨時可做的機會

●晾衣服時●撿地上的垃圾

在晾衣服時，要慢慢蹲下，再慢慢站起，只要這麼做就是深蹲，便能使新陳代謝變好，讓鬆弛的臀部、大腿變得緊實。

代謝症候群&減重3
抬腳腹肌運動

10秒×3次

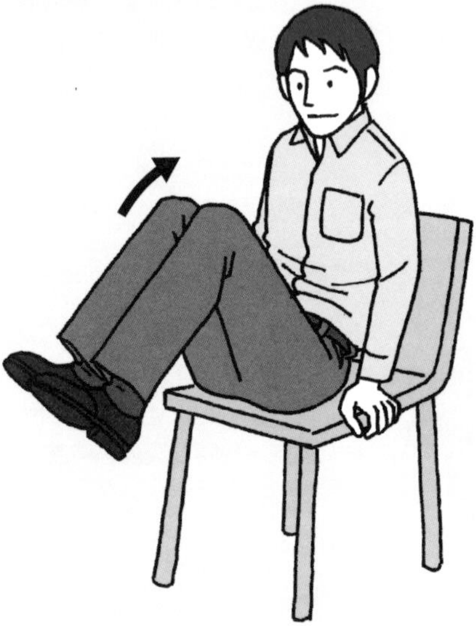

開始

椅子坐淺一點，椅子與桌子要拉開一段距離，上半身略微往後倒，背部稍前彎，雙手抓住椅子邊緣。

活動

腹部用力，雙腳稍微抬起，維持十秒不動。如果還有餘力，將膝蓋抬高，抬高後停住十秒鐘。

隨時可做的機會

●在辦公桌前工作●會議●電車

●咖啡館●看電視

❗重點

如果背部往後仰，可能會造成腰痛，所以做運動時要多留意。

這個運動是坐在椅子上鍛鍊鬆弛的下腹部，乍看只須將雙腳離開地面，其實是相當辛苦的腹肌運動。這個運動只需用到腳，即使在外頭也能自然地做。

代謝症候群&減重4
上半身往前傾伸展運動

10秒×3次

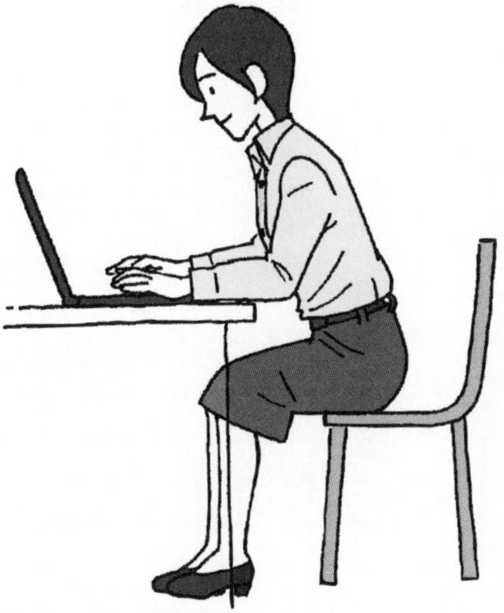

開始

椅子往後拉，坐淺淺的，縮下巴，用力縮小腹，背部打直。

活動

維持此姿勢，背部、腰部用力，慢慢將上半身往前傾，維持十秒鐘，再慢慢回到原位。

重點
背部打直後前傾。

隨時可做的機會

●在辦公桌前工作●看電視

●上廁所●在咖啡館

如果持續運動不足的狀態，你背部的肌力會變差，要維持正確的姿勢便會越來越難。現在就來努力維持正確姿勢打電腦吧。

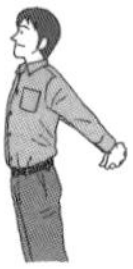

代謝症候群&減重5
腳往後抬高伸展運動

60步

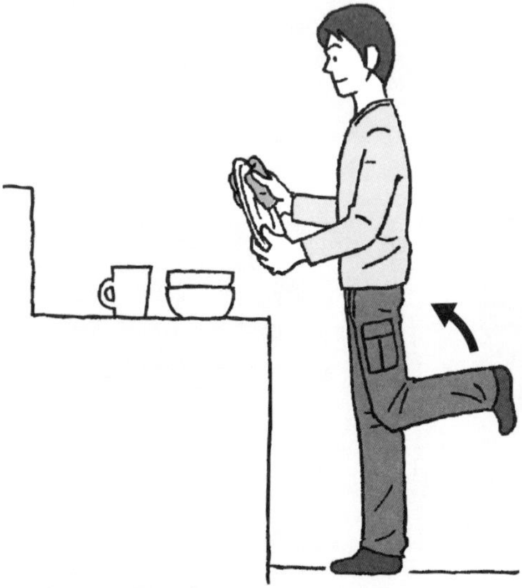

開始

雙腳打開與肩同寬，背部打直，縮小腹。

活動

想像一下後腳跟踢到臀部的動作，以一秒一次的節奏，左右交替俐落地將腳往後彎。如果還有餘力的話，將腳大大打開，支撐身體的那隻腳要確實承受全身的體重，要有意識地大動作做運動。

隨時可做的機會

●廚房●刷牙時●講電話時

●拿影印文件●看電視

❗重點

注意腰部不要後仰。

此運動所消耗的能量是一般走路的二・五倍，是燃燒脂肪效果很好的運動。能讓臀部、大腿後側的鬆弛變緊實，預防末梢血液循環不良。因為平常很難運動到大腿後側，此伸展運動能達到很大的效果。

代謝症候群&減重6

牆上伏地挺身

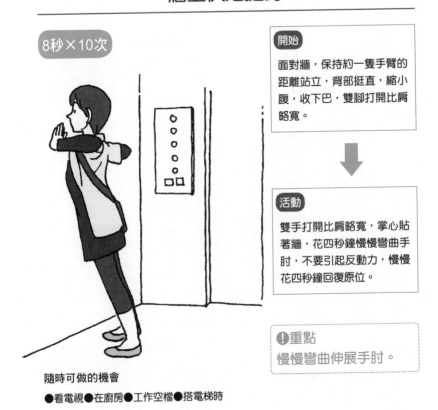

8秒×10次

開始

面對牆，保持約一隻手臂的距離站立，背部挺直，縮小腹，收下巴，雙腳打開比肩略寬。

活動

雙手打開比肩略寬，掌心貼著牆，花四秒鐘慢慢彎曲手肘，不要引起反動力，慢慢花四秒鐘回復原位。

❶重點

慢慢彎曲伸展手肘。

隨時可做的機會

●看電視●在廚房●工作空檔●搭電梯時

伏地挺身能鍛鍊上半身，是最好的肌肉訓練，對中高年齡者與女性來說，卻是相當吃力的運動。站著做伏地挺身的話，給手臂帶來的負擔會小很多，做起來也比較輕鬆。此運動能緊實手臂、胸部、肩膀和背部，還能有效預防、改善肩膀僵硬。

代謝症候群&減重7

半蹲刷牙伸展運動

30秒×2次

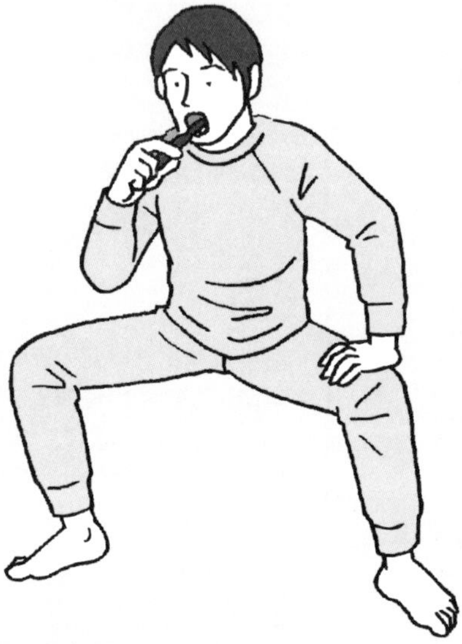

開始

背部打直，縮小腹，雙腳朝左右大大打開，腳尖呈八字型，上半身略往前傾，腰部輕輕往下。

活動

以此姿勢，腰慢慢往下，直到大腿與地板呈平行為止，維持三十秒不動。

❗重點

膝蓋要朝腳趾的方向。

隨時可做的機會

●刷牙時●工作休息時●看電視

此伸展運動具有能使關節可動範圍變大的效果，而且還能鍛鍊腰的深層肌、大腿、臀部、髖關節等骨盆周圍的肌肉群。此外，這個伸展運動的健康效果很好，能讓大步走路的動作變得較流暢。

代謝症候群&減重8

空中踩腳踏車

30秒×2次

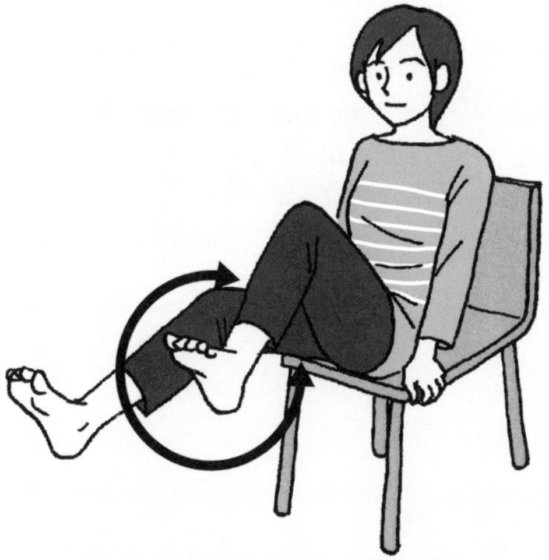

開始

椅子往後深坐，背部靠穩椅背，兩手抓著椅子邊緣，穩住身體。

活動

抬起雙腳，膝蓋往胸前靠近的方式交叉做大大地繞圈。

❗重點

腳尖立起，伸出腳跟地繞圈。

隨時可做的機會

●在辦公桌前工作●看電視●洗澡時

在椅子上踩空中腳踏車能同時鍛鍊下半身肌肉與腹肌，是相當吃力的運動。來提高新陳代謝，早日脫離代謝症候群吧。對末梢血液循環不良與水腫也很有效果。

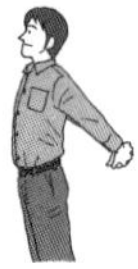

【有效改善臉部鬆弛】
「嗚、嘻」微笑伸展運動

各4秒×10次

開始

雙眼大大睜開，盡量將嘴唇往前噘，發出「嗚」的聲音，四秒鐘。

活動

接著瞇起眼睛，盡可能將嘴巴大大打開，露出笑容，發出「嘻」的聲音，四秒鐘。然後反覆做。

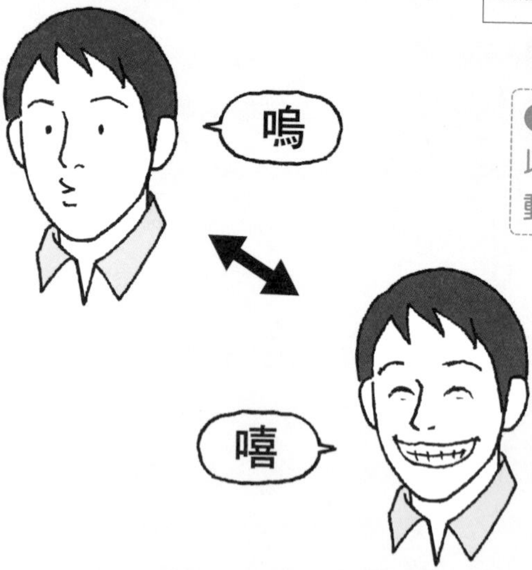

❗重點
以愉快的心情輕鬆做運動。

隨時可做的機會

●洗澡時●就寢前●看電視
●廚房●打掃

笑可以消除壓力，也能提升免疫力。請你邊想起喜歡的人或開心的事，邊來做吧。此運動能鍛鍊表情肌，還能有效改善臉頰、嘴角、眼角的浮腫。

臉部鬆弛2
眼睛睜閉的伸展運動

睜閉各10秒×3次

開始

雙眼用力緊閉，盡可能將鼻子和嘴巴縮至中間，緊縮到沒辦法再縮，維持十秒鐘。

活動

接著睜開雙眼，嘴巴大大打開，維持十秒鐘，然後反覆進行。

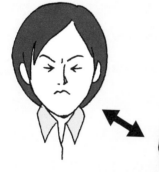

❗重點
盡可能用力的閉開。

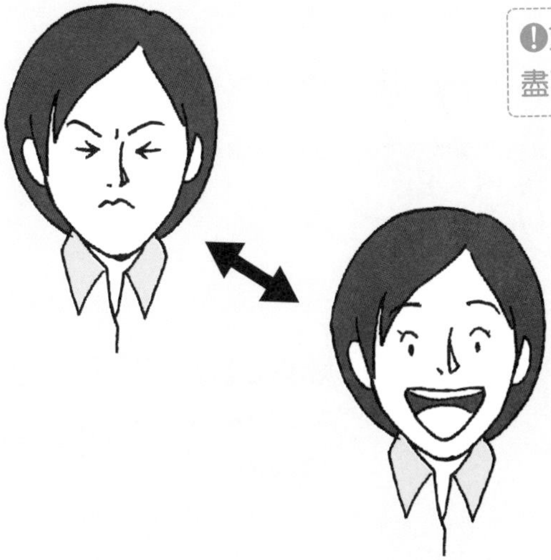

隨時可做的機會

●在辦公桌前工作●洗澡時
●就寢●上廁所●廚房

你可以在工作空檔與洗澡時做這個運動。確實活動到表情肌，能使血液循環變好，也能消除臉與眼角的浮腫，解決臉頰、下巴與頸部的鬆弛，變緊實。

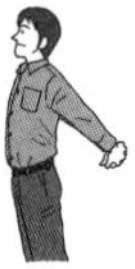

臉部鬆弛3
吐舌頭伸展運動

輕30次+強10次×2次

開始

一邊輕輕伸出舌頭，一邊發出「耶」的音。以一秒一次的節奏，做三十次。

活動

然後將舌頭大大伸出，並發出「耶」的音。以兩秒一次的節奏，做十次。

❗重點

伸出舌根後再做運動。

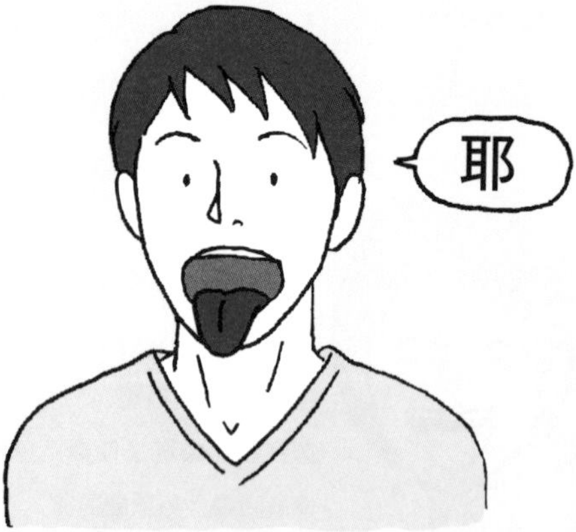

隨時可做的機會

●洗澡時●上廁所●就寢前

●看電視●廚房

吐舌頭的伸展運動是為了要刺激舌頭後端的肌肉（顎舌骨肌），有緊實頸部的效果。對於舌根的肌肉痛也很有效果。

臉部鬆弛4
頸部伸展運動

輕4秒×10次+強10秒×3次

開始

發出「伊」的聲音，來伸展頸部肌肉。花四秒做一次，共做十次。

活動

接著將下巴往前突出，嘴唇往兩邊大大打開，發出「伊」的聲音，頸部肌肉的頸闊肌會浮上，做到大幅度地伸展。一次維持十秒，共做三次。

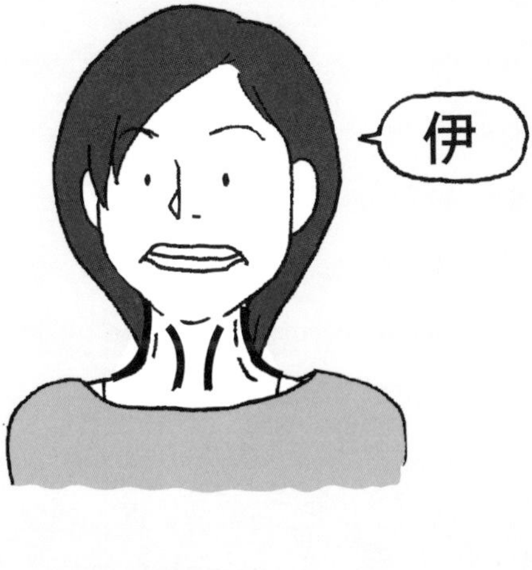

❗重點

發出「伊」的聲音時，較容易大幅度伸展到頸部肌肉。

隨時可做的機會

●上廁所●就寢前●看電視

●廚房

日常生活中我們不太會使用到頸部肌肉，因此頸部肌肉比表情肌還容易退化。這個伸展運動能刺激頸部的前側肌肉（頸闊肌），防止下垂、雙下巴與輪狀的頸紋。

【有效活化大腦】
敲打摩擦的伸展運動

60秒

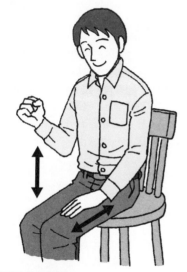

開始

坐在椅子上，右手握拳上下敲打大腿，左手用手掌前後摩擦大腿。

活動

接著左右手互換，左手握拳敲打大腿，右手摩擦大腿，如此交互反覆地做。等到你做得熟練後，以坐空氣椅的姿勢反覆做此運動。

隨時可做的機會

●在辦公桌前工作●洗澡時

●看電視●上廁所

❶重點

先做到正確的變換，再快速地進行。

腦部的運作與身體機能一樣，如果不使用的話就會衰退，如果你希望多少能抑制老化，一輩子自立生活，就將健腦運動養成習慣吧。笑容能防止腦細胞的受損，即使做不好，也請帶著笑容開心地做吧。這個運動也是鍛鍊手臂的伸展運動。

活化大腦2
捏鼻子和耳朵的伸展運動

60秒

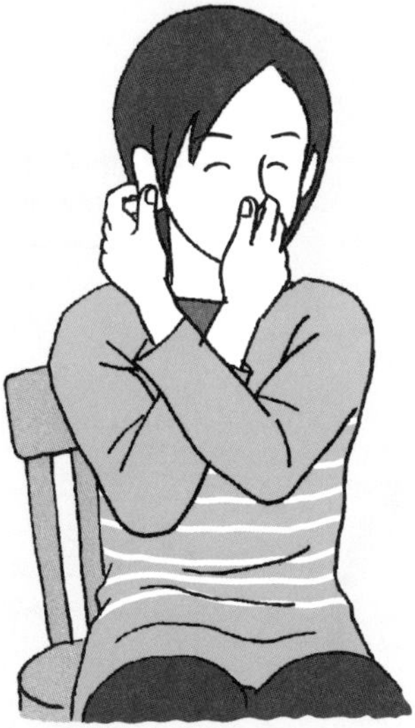

隨時可做的機會

●看電視●洗澡時●上廁所●工作空檔

開始

左手捏住右耳，右手捏住鼻子。

活動

然後左右手迅速地互換，右手捏住左耳，左手捏住鼻子。接著兩手互換時，在臉前拍一次手（可以拍一次手二次手三次手）。

❗重點

即使做得不好，也請面帶笑容。

健腦運動無關性別、年齡，只要做的話一定會有成果。這個伸展運動會活化到額葉與掌管記憶的「海馬回」。如果你做得很好的話，請稱讚一下自己吧。此運動也會伸展到肩膀和手指的肌肉。

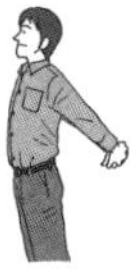

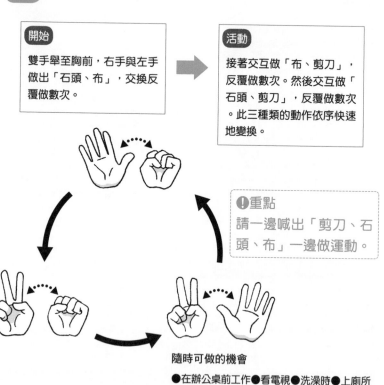

活化大腦3
剪刀、石頭、布變換伸展運動

60秒

開始

雙手舉至胸前，右手與左手做出「石頭、布」，交換反覆做數次。

活動

接著交互做「布、剪刀」，反覆做數次。然後交互做「石頭、剪刀」，反覆做數次。此三種類的動作依序快速地變換。

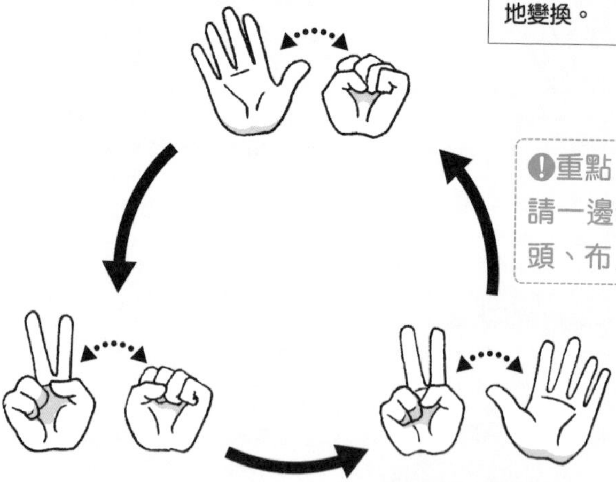

❗重點

請一邊喊出「剪刀、石頭、布」一邊做運動。

隨時可做的機會

●在辦公桌前工作●看電視●洗澡時●上廁所

一般來說，長壽且不痴呆的人是平日常做些手部工作的人。如果你最近常忘東忘西的話，不要再呆坐著胡思亂想，來做一下這個運動吧。這也是肩膀與手指的伸展運動。

活化大腦4
大姆指內外變換伸展運動（拍手）

60秒

開始

雙手平舉至胸前，右手為「大拇指在外頭的握拳」，左手為「大拇指在裡面的握拳」。

活動

接著左右手互換，快速地反覆交換做。然後在每一次交換動作時，高舉頭上拍手一次，讓健腦效果更佳。

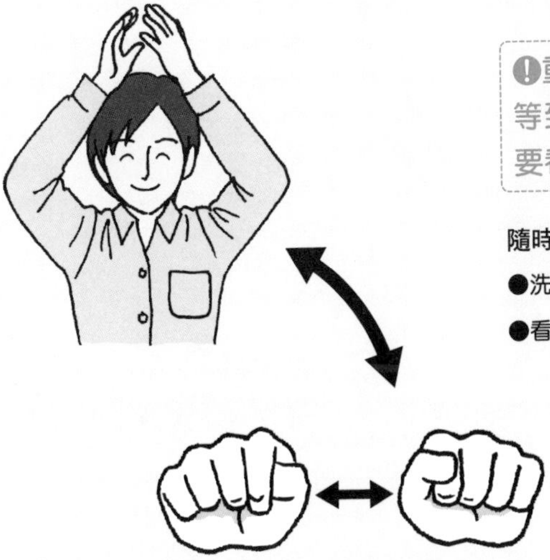

❗重點

等到做習慣後，眼睛不要看著手做。

隨時可做的機會

●洗澡時●上廁所

●看電視●在辦公桌前工作

健腦運動做不做得來不是什麼大問題，請以「習慣比學會重要」的精神來試做看看。帶著笑容反覆地做時，不只對腦有幫助，心情也會很舒暢。這也是肩膀與手指的伸展運動。

【有效預防受傷】
大幅度轉動肩膀伸展運動

前後轉動左右各8秒×10次

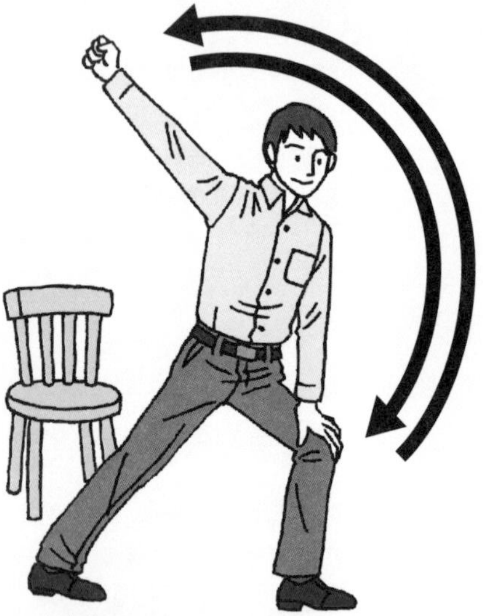

隨時可做的機會

●公園●庭院●看電視●在辦公桌前工作

開始

左腳往前踏出一步，兩腳前後打開，腰部往下，左手放在左膝蓋上，呈前傾的姿勢。右手輕握自然地下垂。

活動

花八秒鐘慢慢地將右手從後面往前，大幅度轉動，做完後，反過來，從前面往後轉動。左右手腳交換後，再做一次。

❶重點

盡可能大幅度地轉動肩膀。

此伸展運動對於游泳、網球、高爾夫球、棒球、排球等，需要肩膀一帶柔軟性的運動，特別具有預防受傷的效果。

預防受傷2
彎膝蓋肩膀交叉的伸展運動

左右各15秒×3次

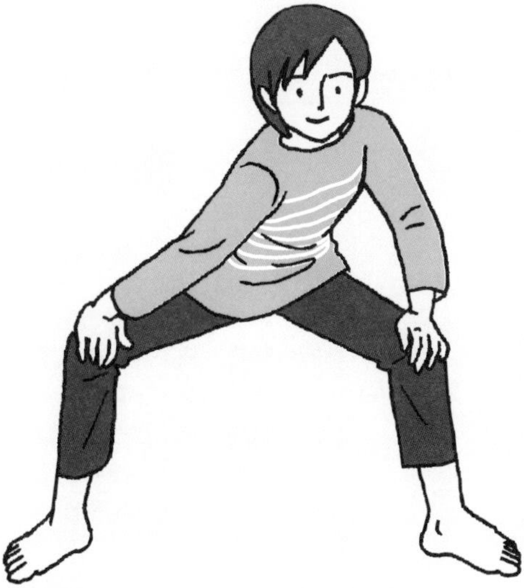

開始

背脊伸直，縮下巴，腳尖呈逆八字的狀態，兩腳大大打開。上半身略往前傾，雙手放在膝蓋上，將膝蓋彎得很深。

活動

以此姿勢，面朝前方，右肩朝下巴的位置大大扭轉。另一側也做同樣的動作。

❗重點

就像肩膀要碰到下巴般地大大扭轉。

隨時可做的機會

●公園●庭院●看電視●在辦公桌前工作

肩膀大幅度地往前突出，扭轉上半身，是同時能伸展到頸部、肩膀、背部、腰、髖關節、臀部、大腿的運動。無論從事哪（同171頁）種運動都很有效。

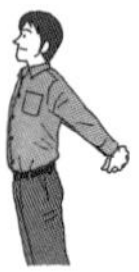

預防受傷3
打開胸部的躍動伸展運動

各8次×3次

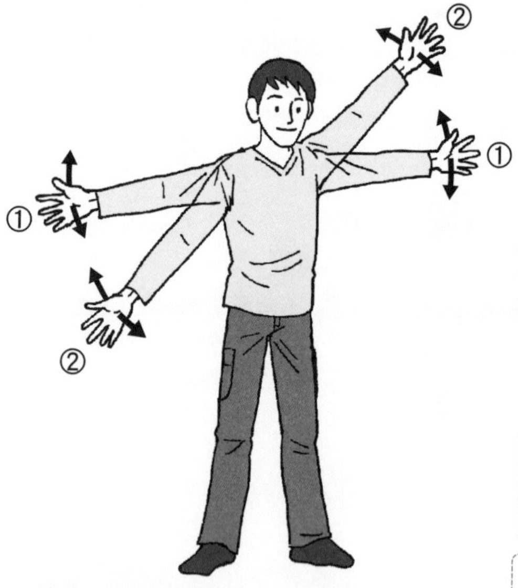

開始

雙腳打開與肩同寬，背部打直，縮小腹。雙手手掌打開，手臂平舉與肩同高，往左右打開。

活動

像①那樣，張開翅膀般略微前後擺動，有節奏地做八次。接著如②般，手臂斜斜地上下張開，像翅膀般有節奏地前後擺動八次。左右手交換，另一側再做同樣動作再做一次。

隨時可做的機會

●公園●庭院●看電視●洗衣服

●在辦公桌前工作

❗重點

肩胛骨往中央拉近，像張開翅膀般，手臂往外彈。

此伸展運動是有些許彈性的動作，對胸部與背部很有功效。特別是做游泳、棒球、網球、排球和高爾夫球等，對於需要手腕往後做大動作的運動，具有預防受傷的功能。

預防受傷4
大腿伸展運動

左右各15秒×3次

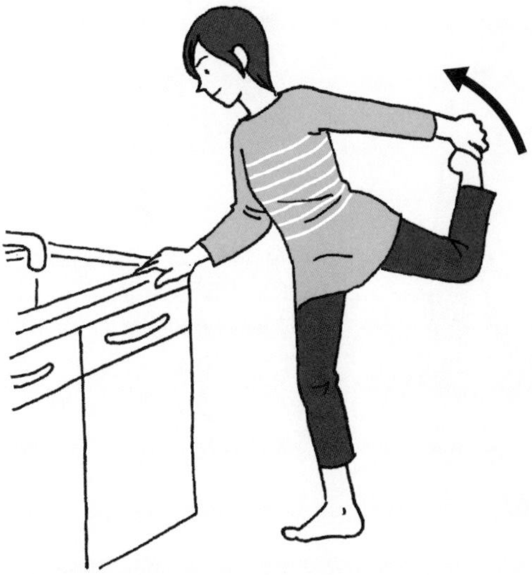

開始

雙腳打開與肩同寬，縮小腹，左膝蓋彎曲，左手抓住腳尖，當做軸心的右腳膝蓋略彎，以承擔身體的體重。右手抓住流理臺或牆壁，以穩定身體。

活動

上半身略往前傾，將握住左腳的手往上拉，伸展大腿到大腿根。左右腳互換，同樣動作再做一次。

隨時可做的機會

●公園●庭院●廚房●看電視

●在辦公桌前工作

❗重點
注意腰與背部不要往後仰。

大腿前側的肌肉（股四頭肌）是所有運動最常使用到的大肌肉，特別是走路、騎腳踏車、慢跑、足球、網球、滑雪、溜冰、登山等運動，具有預防受傷的功能。

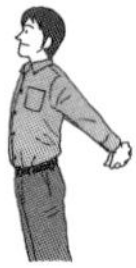

預防受傷5
左右開腳伸展運動

左右各15秒×2次

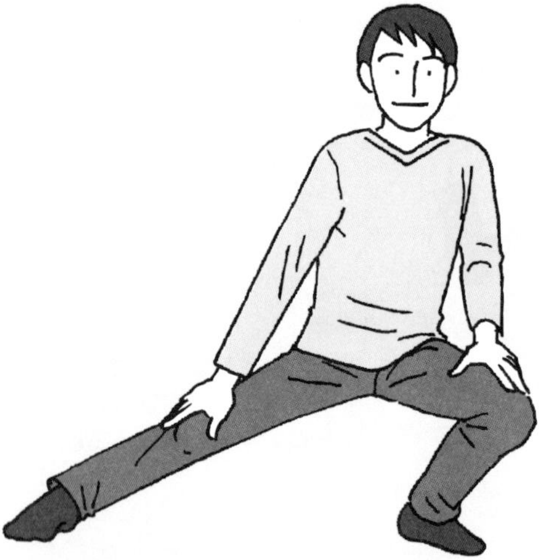

開始

背部挺直，縮小腹，左膝蓋略彎，右腳往旁邊伸展，腳尖朝前方。

活動

左膝蓋慢慢深彎，伸展右腳大腿的內側到大腿根部。然後膝蓋彎得更深一點，上半身往前倒，雙手放在地板上。左右兩腳互換，同樣的動作再做一次。

隨時可做的機會

●公園●庭院●看電視●工作的空檔

重點

往旁邊伸展的那隻腳的腳尖要往前方。

如果沒有特別意識到，是很難鍛鍊大腿內側肌肉（內轉肌）的。一旦受傷後，得花很長一段時間才會好，也會影響到日常生活。特別對足球、棒球、游泳、排球、網球、滑雪、溜冰等運動有預防受傷的效果。

預防受傷6
大腿內側的推牆伸展運動

左右各15秒×2次

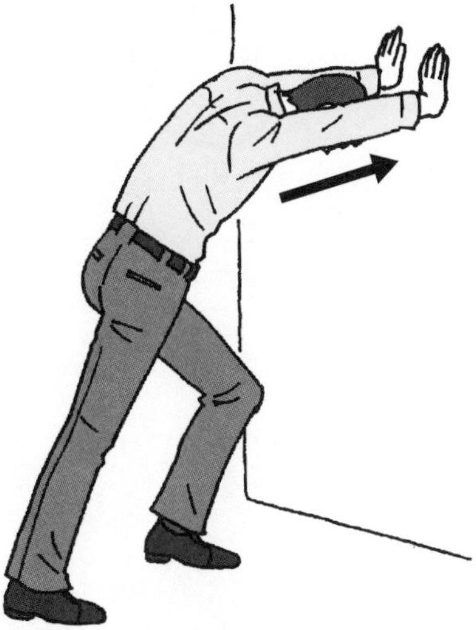

隨時可做的機會

●公園●庭院●看電視●工作的空檔

開始

雙腳前後打開，前膝蓋略彎曲，伸展後面的膝蓋，雙手手掌貼著牆（圍牆、樹等不會移動的東西）。雙手稍用力推牆，前腳不要用力。

活動

後腳往後大大打開，膝蓋伸直，從阿基里斯腱到膝蓋裡都做到伸展。左右腳互換，同樣的動作再做一次。

重點
後面那隻腳的腳跟要確實踩在地面上。

此運動對預防大腿內側的肌肉拉傷、膝蓋的韌帶損傷、阿基里斯腱斷裂等很有效。無論由於你從事哪種運動所造成的傷害，都具效果。

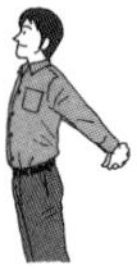

【每日健康伸展運動課程】

1日×1次

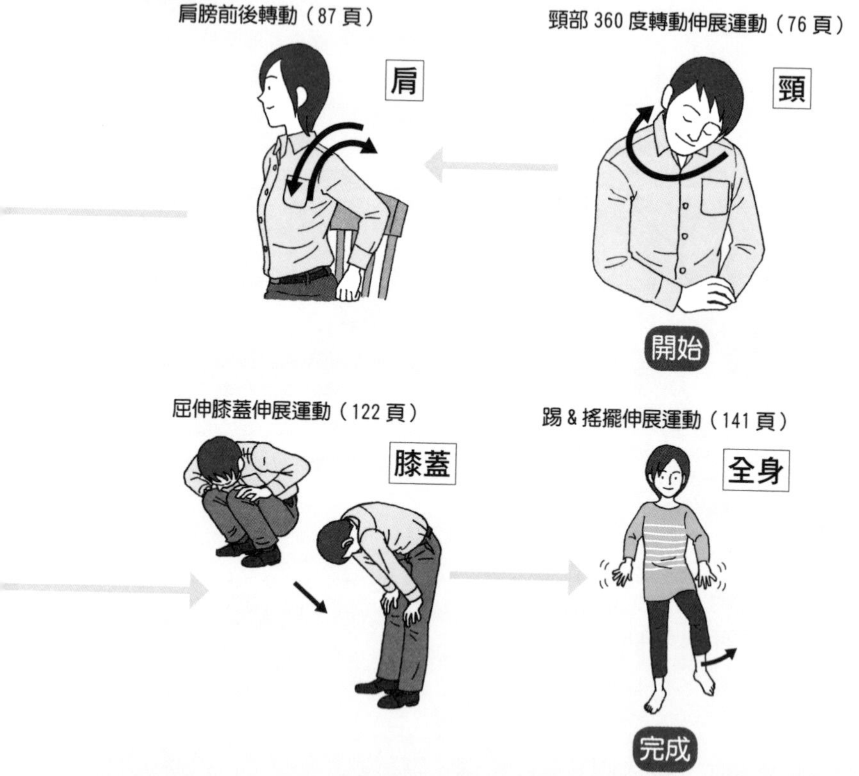

這是讓頸部、肩膀、背部、手臂、胸、腰、臀部、大腿前後、髖關節、膝關節、阿基里斯腱都做到平衡伸展的課程。由十種伸展運動所組成，讓這個每日健康伸展運動成為每天的習慣吧。

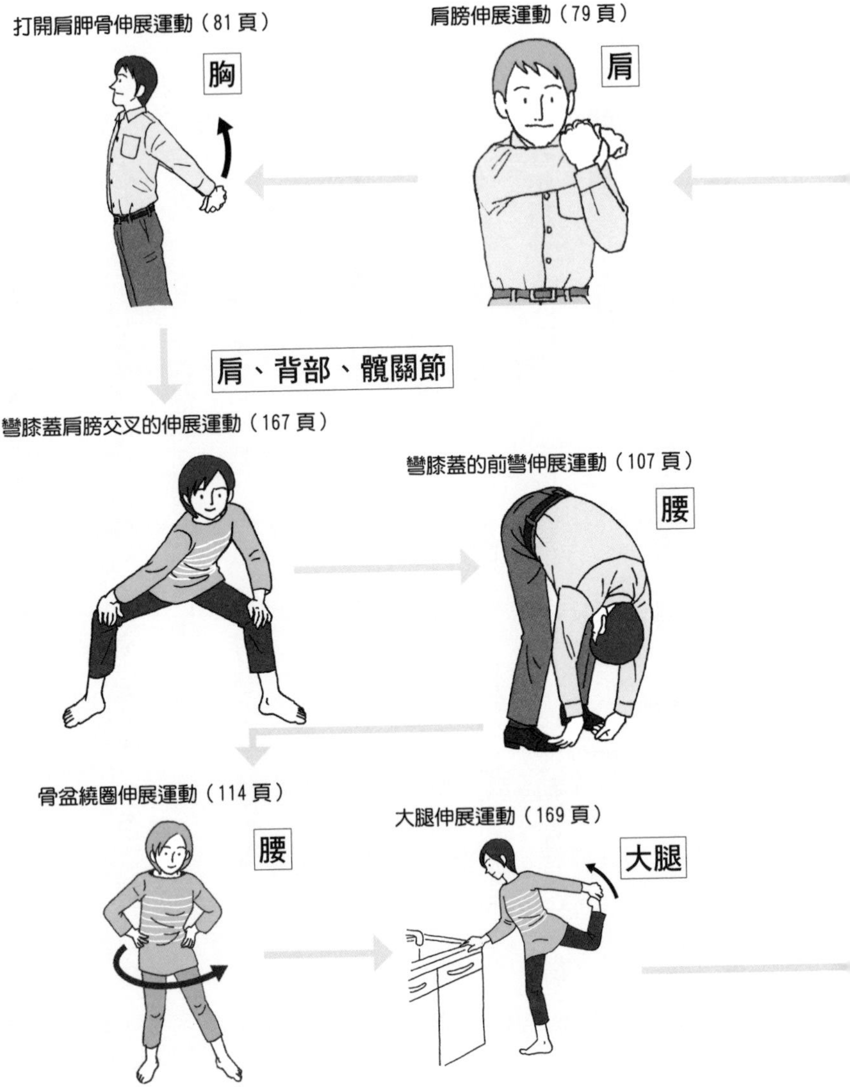
肩膀伸展運動（79 頁）
肩
打開肩胛骨伸展運動（81 頁）
胸
肩、背部、髖關節
彎膝蓋肩膀交叉的伸展運動（167 頁）
彎膝蓋的前彎伸展運動（107 頁）
腰
骨盆繞圈伸展運動（114 頁）
腰
大腿伸展運動（169 頁）
大腿

※ 各項伸展運動的詳細做法，請參考各頁解說。

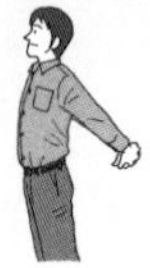

【專欄】隨時可運動的起點是養生訓

我所企劃的日常生活中運動原點，是來自於距今三百年前江戶時代，貝原益軒在八十四歲時所著的《養生訓》。

「每天身體要多少動一點，不可以長時間久坐，每天飯後要去院子裡慢慢散步，走一百步，若是下雨，則最好在室內來回走數回。像這樣每天早晚運動的話，不需要針灸，進食順利，血液循環好，沒有病痛，輕鬆就能保持健康。」

我在書裡說的「隨時隨地立刻能做」，就是濃縮了日常生活中運動的基本精神。大家再也不能用因為下雨所以不能運動這種理由，所以我很喜歡這個運動。

此外，關於壓力是這樣敘述的：「自己主動活動的話，不僅心情會整頓得很好，對身體健康也很好，自然不會有精神上的壓力」。貝原益軒提供的不是健康的技術，而是健康的哲學。

進入二十一世紀後，日本正式進入高齡化社會，大家也認知到運動不足，與壓力、體質不良、代謝症候群、生活習慣病、臥床不起、癡呆症有關，也會因而縮短壽命。你一直以來都努力不懈，請稍微停下來，傾聽一下自己身體與心的聲音。

建立健康的身體是從「現在」開始的。請想像一下貝原益軒梳著丁髷（江戶時期日本男性和武士在頭髮頂部打結的傳統髮型），在水盆洗衣服的模樣，來做能讓你一輩子身心健康的「日常隨時可做的運動」吧。（長野茂）

國家圖書館出版品預行編目（CIP）資料

每日坐伸展：神清氣爽解疲勞，肩頸腰背疼痛消！／長野茂，萱沼文子著；謝晴譯．初版．-- 臺北市：遠流，2015.10
面；　公分．--（健康生活館；72）
ISBN 978-957-32-7715-6（平裝）

1. 健身操 2. 運動健康

411.711　　104018076

健康生活館 72

每日坐伸展

神清氣爽解疲勞，肩頸腰背疼痛消！

作者：長野 茂＆萱沼文子
譯者：謝晴
審訂：許宏志醫師
副總編輯：林淑慎
主編：曾慧雪
行銷企劃：葉玫玉、叢昌瑜

發行人：王榮文
出版發行：遠流出版事業股份有限公司
地址：106 臺北市 100 南昌路二段 81 號 6 樓
郵政劃撥：0189456-1
電話：(02)2392-6899　傳真：(02)2392-6658

著作權顧問：蕭雄淋律師
2015 年 10 月 1 日　初版一刷
售價新臺幣 250 元（缺頁或破損的書，請寄回更換）

ISBN 978-957-32-7715-6　（日文版 ISBN 978-4-7973-7615-9）
遠流博識網 http://www.ylib.com　E-mail: ylib@ylib.com